Biorésonance
et électro-thérapie

5-7, rue de l'Ecole-Polytechnique, 75005 Paris

http://www.harmattan.fr
diffusion.harmattan@wanadoo.fr
harmattan1@wanadoo.fr

ISBN : 978-2-343-08066-6
EAN : 9782343080666

Francine Summa
Avec la collaboration de M. Angelo Schlienger

Biorésonance et électro-thérapie

La méthode du docteur Voll, une thérapie venue d'Allemagne

L'Harmattan

À la mémoire de Monsieur Angelo SCHLIENGER

SOMMAIRE

DEUXIÈME PARTIE
LES MESURES DE MONSIEUR SCHLIENGER AVEC L'APPAREIL DE MESURE EVA

TROISIÈME PARTIE
LES THÉRAPIES

AVERTISSEMENT DES AUTEURS

Le but de l'ouvrage

Francine Summa a rencontré Monsieur Angelo Schlienger dans les salons consacrés au *Bien Etre* et à d'autres manifestations concernant les thérapies naturelles.

Autant les méthodes provenant de la Médecine Traditionnelle Chinoise, comme le Shiatsu, l'acupuncture, sont bien connues et reconnues pour les bienfaits qu'elles apportent quand elles sont faites par des Maîtres compétents, autant la thérapie dite « bio résonance » est ignorée des personnes soucieuses de trouver d'autres voies que la médecine classique enseignée dans nos Universités, qui ne donne pas les attentes escomptées.

Pendant longtemps, l'homéopathie a été volontairement mise de côté au profit de l'allopathie et des laboratoires alors imperméables aux recherches autres que les leurs. Elle est actuellement reconnue et remboursée par la Sécurité Sociale. Il va de même pour l'acupuncture remboursée par les mutuelles

Et pourtant, il n'y a pas que la médecine traditionnelle d'*Hippocrate*. Cette méfiance est d'autant plus injustifiée que les cures thermales sont remboursées par la Sécurité sociale et améliorent la douleur notamment des personnes souffrant de rhumatismes ou d'autres maux.

De l'autre côté de la frontière, en Allemagne, la médecine naturelle est reconnue et largement pratiquée. Près de la moitié des personnes font appel au ***Heilpratiker*** le naturopathe. Et aux produits administrés par le naturopathe, constitués principalement de plantes.

La pratique de la médecine quantique utilise les ondes émises par les cellules du corps pour repérer les organes qui donnent des résonances déficientes - trop ou pas assez d'énergie.

A l'aide d'appareils de mesures de plus en plus pointues, le thérapeute peut repérer par les points d'acuponcture de la médecine traditionnelle chinoise, les parties du corps qui présentent un déséquilibre, signe d'un dysfonctionnement, au sens de la médecine chinoise et de la naturopathie. Il tentera d'activer par les points d'acuponcture les organes défaillants.

La bonne santé étant **l'équilibre du corps** tel que repéré par les signaux émis par les cellules à travers le champ magnétique provenant de l'appareil du thérapeute.

Le présent ouvrage est donc de faire connaître, sans explications scientifiques, développées sur des sites allemands, principalement, les méthodes de la médecine quantique à travers l'expérimentation d'Angelo SCHLIENGER, chercheur allemand qui a approfondi le concept de la thérapie du Dr. VOLL, acuponcteur allemand.

Au cours de ses recherches appuyées sur des *mesures* de personnes testées suivant cette méthode, *Angélo SCHLIENGER* a trouvé des bases thérapeutiques éprouvées pour répondre aux maux du siècle, notamment le *burn out* et les maladies auto-immunes.

Plus encore, la solubilisation dans l'eau, des plantes- et non dans l'huile ou l'alcool- obtenue d'après un brevet appartenant à un groupe suisse, lui a permis d'offrir aux personnes des produits actifs, absorbés rapidement et très bien tolérés.

Les résultats trouvés au bout de plusieurs années de pratique sont exposés dans le présent ouvrage afin de les faire partager à la communauté dans le but d'avancer dans la connaissance du corps humain.

Cet ouvrage est avant tout une information sur ce qui existe et se pratique, principalement en Allemagne. L'auteure se considère comme le *Candide* de Voltaire qui a découvert et apprécié les recherches d'Angelo SCHLIENGER et estime devoir être portées à la connaissance de tous les publics.

Francine SUMMA

Présentation d'Angelo Schlienger, *Heilpratiker*

Ce livre a pour but de sensibiliser les gens à une épopée thérapeutique de six ans en partant de rien sauf d'études de médecine, de médecine chinoise alors que ma profession était tout autre.

En 2004, il m'a été proposé de reprendre une transformation de sels sodiques pour l'équilibre acido-basique (Sepsidelen). Une des entreprises appartenant à mon groupe construisait des machines à sécher des poudres (lit d'air fluidifié). J'ai finalement acheté la licence de ces sels sodiques.

En 2006, étant affecté par un de mes enfants par une maladie grave. J'ai décidé d'entreprendre les études de médecines en Allemagne pendant trois ans pour devenir ***Heilpraktiker*** (Ecole de médecine européenne).

En 2009, lors d'un salon à LAHR en Allemagne j'ai pu voir une démonstration de bio-résonance par rapport à certains produits qu'un confrère vendait. Ensuite, je me suis rendu au Pérou ayant fait la connaissance d'un Chamane qui m'a fait découvrir *la Maca* et des alcaloïdes tels que *la griffe de chat*.

J'ai étudié toutes les plantes et mélanges de plantes (chamaniques) proposés par les péruviens pour essayer de savoir à quelles faiblesses correspondaient les plantes.

En 2010 j'ai fait un stage de médecine chinoise en apprenant les méridiens et l'approche chinoise par rapport aux organes, approche qui est souvent très différente de l'école de médecine. J'ai appris l'existence de l'appareil (EAV du Docteur Voll) et j'ai fait un stage pour l'utilisation du matériel. Mon but n'était pas de m'installer en tant que ***Heilpraktiker*** du fait que je dirigeais encore des entreprises en Allemagne mais de développer des produits ciblés et d'approfondir mes connaissances du fonctionnement du corps humain

J'ai réalisé mes premières mesures à un salon en Allemagne en 2010 à Bad Krozingen où se trouve la société SODOCOS, marque que j'ai lancée en 2004. Les produits SODOCOS sont vendus aux Etats-Unis et en Europe.

A partir de fin 2010, j'ai suivi les symposiums en Allemagne sur différents thèmes : cancer, vieillissement, problème osseux etc.

J'ai été introduit à un groupe de chercheurs se trouvant à Davos en Suisse qui avait mis au point la solubilisation de certains produits lipidiques.

Avec le temps, j'ai constaté que j'avais une hyper sensibilité des doigts et j'arrivais déjà à deviner l'émotionnel de la personne que je mesurais.

On ne peut pas être insensible au corps subtil, aux chocs nerveux, accidentels ou déceptions…et commencer à voir les premiers liens entre les chocs et les faiblesses organiques.

En outre, j'ai constaté que certains produits n'ayant aucun lien avec le méridien du système nerveux réagissaient par rapport à l'organe touché par le choc….

Les ondes du produit par rapport au système métabolique du patient mesuré devaient se situer à 50. C'est par l'intermédiaire du point de *l'hypothalamus* (système neuro-végétatif) que le diagnostic indiquait le bon ou mauvais produit. C'était une découverte essentielle et donc ciblée par la complicité de la personne mesurée, de ma sensibilité et de la machine.

J'ai pu constater que : *le stress agit négativement sur les organes et automatiquement sur les métabolismes du corps humain.*

Ceci m'a ouvert la voie à une multitude de possibilités de développement de produits par rapport à par exemple des états de fatigue, des allergies, des asthmes…

En même temps, le laboratoire créé avec un médecin de SODOCOS : *RESEARCH* a pu mettre au point des échantillons testeurs, ce qui a permis de faires des découvertes importantes : intolérance au gluten, effets secondaires des médicaments et évidemment le problème de l'*hélicobacter pylori* (estomac) et certaines pointes de glycémie (prise de poids), etc.…

Etant moi-même à ce jour affligé d'une faiblesse organique, je ne peux plus mesurer comme je l'ai fait (15.000 mesures) et j'espère sensibiliser à cette approche du bien être et peut être alternative à certains traitements classiques.

J'ai pu constater que certaines inflammations ganglionnaires lymphatiques ou les personnes affectées par la maladie d'*Alzheime*r réagissaient aux produits qui relancent le métabolisme du gluten par le foie. J'ai abandonné les salons car ils étaient devenus trop lourds à supporter.

Une partie de ce livre émettra des hypothèses sur des maladies comme la maladie de *Crohn*, certaines colopathies, certaines cystites interstitielle (où peut être la psychothérapie a son mot à dire), ou le cœur, certaines cardiopathies ainsi que sur *la maladie de Lyme* et certaines insuffisances rénales dues souvent aux effets secondaires des médicaments.

J'espère que mes lecteurs trouveront la voie vers cette thérapie différente mais tout aussi intéressante et que d'autres que moi iront encore plus loin dans les recherches que mon état de santé m'empêche de poursuivre.

Je veux faire une œuvre d'information et de transmission de mon expérience.

Angelo SCHLIENGER

INTRODUCTION

Les médecines de l'équilibre énergétique

Afin de permettre la compréhension des explications sur la bio-résonance, une première partie est consacrée à l'histoire schématique de la médecine que l'on pourrait intituler la médecine de l'équilibre énergétique, telle que développée avec la Médecine Traditionnelle Chinoise, qui est la base sur laquelle diverses pratiques thérapeutiques se sont appuyées : l'acuponcture, le shiatsu entre autres.

Toutes ces thérapies- comme la naturopathie- partent de la définition que la maladie est un *déséquilibre* de l'organisme qu'il s'agit de remettre en bon état de marche et ce en lui redonnant de l'énergie vitale en cas d'insuffisance ou en lui en ôtant en cas de surcharge.

La médecine quantique est apparue ensuite par les recherches de chercheurs allemands qui ont mis en évidence que les cellules s'échangeaient des informations à la vitesse de la lumière, notre corps étant un champ énergétique constitué de cellules –photons- émetteurs d'informations. La maladie ne serait pas d'origine biologique mais serait due à une information défectueuse des cellules entre elles. La guérison serait une *auto guérison* rendue possible par la retransmission de la bonne information aux cellules déficientes.

Cette théorie dite des *champs énergétiques* a été élaborée notamment par Fritz-Albert Popp, physicien allemand en 1970. Depuis, d'autres chercheurs se sont intéressés à ces théories pour essayer de trouver d'autres procédés de traitements des maladies ; s'il suffisait de redonner de la bonne information aux cellules pour arrêter le processus de la maladie.

Cette théorie rejoint les principes de la Médecine Traditionnelle Chinoise qui fait que le corps est *un tout* où circulent les énergies ***du yin et du yang.*** Le praticien refait circuler l'énergie bloquée et remet le corps et l'esprit dans le bon équilibre.

En médecine indienne, les *chakras* sont des *centres spirituels* ou *points de jonction de canaux d'énergie.*

La définition de la maladie s'éloigne ainsi de la conception traditionnelle. Le corps n'est pas un squelette avec des organes indépendants des uns des autres. Il est un tout, *corps et esprit, l'énergie circulant dans sa globalité.*

C'est sur la base de ce même principe que s'est développée *la naturopathie*, autre méthode pour traiter la maladie et retrouver l'équilibre par des apports de compléments alimentaires, entre autres.

Les *applications* de cette théorie se sont développées avec l'apparition d'appareils de mesures de l'énergie vitale : les appareils de *biofeedback*, en Allemagne, principalement. L'informatique a développé l'apparition d'ordinateurs mesurant en quelques minutes les points principaux du corps –suivant les points d'acuponcture- pour faire un bilan énergétique permettant de détecter l'organe déficient, facteur de déséquilibre. La détection faite, l'impulsion électrique légère- sur les points d'acuponcture devant réguler le courant énergétique. Systèmes L.I.F.E., MORA, notamment.

PREMIÈRE PARTIE

LES THÉRAPIES HISTORIQUES

CHAPITRE 1

La médecine traditionnelle chinoise : le Yin et le Yang, les Méridiens

Les principaux éléments sont rappelés.

L'apport de la Médecine Traditionnelle Chinoise est de considérer le corps et l'esprit comme faisant un tout. L'examen va permettre au praticien d'appréhender la personne dans toutes ses dimensions : physique, émotionnelle et spirituelle. C'est à ce titre que la Médecine Traditionnelle Chinoise est dite *médecine holistique.*

Le corps influe sur l'esprit et inversement. Relié à la Terre et à la Lune, le corps se meut entre deux énergies qui le parcourent :

Le Yin : énergie « femelle », représentant la Lune, l'ombre

Le *Yang* : énergie « mâle », représentant le Soleil, et la lumière.

Ces deux énergies, contraires, sont le fondement de l'univers et elles circulent dans notre corps par les *méridiens.* Pour être en bonne santé, il faut un équilibre entre ces deux forces. La mauvaise santé est un déséquilibre qu'il faut rétablir.

Les *méridiens* sont des canaux dans lesquels l'énergie circule. Il y a douze méridiens sur lesquels se trouvent les *points d'acuponcture*, qui permettent d'influer sur l'énergie entrante ou sortante d'un organe, notamment pour lui donner plus ou moins d'énergie.

Selon les enseignements, le nombre de méridiens varie.

Le site officiel de la Médecine Traditionnelle Chinoise en retient 15 : www.medecinetraditionnelle chinoise.org :

Les méridiens, au nombre de 15, comportent des trajets soit superficiels, soit profonds et sont donc en relation avec les organes internes. Ils « irriguent » tout le corps : trois d'entre eux commencent aux orteils et apportent l'énergie au niveau du thorax, endroit où trois autres méridiens font monter l'énergie jusqu'au bout des doigts ; de même, trois méridiens font descendre l'énergie jusqu'à la face, où trois autres méridiens l'acheminent vers le bas jusqu'aux orteils. Les trois derniers méridiens appelés curieux ou extraordinaires ont pour fonction de relier les autres méridiens entre eux.

La Médecine Traditionnelle Chinoise ne dispose pas que de l'acuponcture au titre de ses soins, bien que l'acuponcture constitue l'activité essentielle dans les soins pratiqués. Il existe également une pharmacopée, disponible en France, mais dont il faut connaitre la provenance.

Des exercices sont aussi pratiqués ; respiration, relaxation, shiatsu : technique de concentration et de travail sur les points d'acuponcture (sans aiguille).

La pratique du *Taï-Chi-Chuan* et du *Qi Gong*, mouvements lents et harmonieux dans le but de rééquilibrer l'énergie du corps, souvent pratiqués en extérieur pour être près de la nature.

CHAPITRE 2

L'Acupuncture

L'acuponcture est de loin la thérapie pratiquée le plus couramment en France et à l'étranger.

Cette appellation vient du latin *acupunctura* : *acus* : aiguille, *pungere* : piquer. Pratique très ancienne, remontant à des millénaires avant notre ère, elle a été découverte par un médecin hollandais, au 17ème siècle, Willem ten RHYNE, au Japon,

Les points d'acupuncture sont très nombreux : 360 points ont été répertoriés mais il y en beaucoup plus, jusqu'à 2.000 et il est possible d'en trouver d'autres. Portes d'entrées ou de sorties des énergies qui circulent dans le corps, ils sont situés sur les méridiens.

Une séance d'acupuncture dure trente minutes environ.

L'acupuncture traite tous les maux mais principalement la douleur et du mal être en général : perte de sommeil, angoisse, régimes alimentaires. Elle occupe une place croissante dans l'accompagnement des soins du médecin allopathe et à l'hôpital, entre autres, comme substitut à l'anesthésie chimique.

Le Shiatsu

Le Shiatsu est l'acupuncture sans aiguilles, définitions schématique car le shiatsu est aussi un travail de concentration avec le maître et de spiritualisation de son mal.

Le shiatsu, *pression des doigts*, est aussi appelé *digipuncture.*

Le shiatsu est né au Japon. Il consiste en une pression des doigts sur les points d'acupuncture le long des méridiens. Ces pressions devant rétablir la circulation du Qi (Tchi, énergie vitale) dans le corps.

Les *points d'acuponcture sur les mains et les pieds* sont aussi conducteurs d'énergie pour l'ensemble du corps.

C'est en travaillant sur les points d'acuponcture des mains et des pieds que le praticien va trouver le blocage de l'énergie et la débloquer.

En ne travaillant que sur les pieds, la *réflexologie* apporte un soulagement à toutes sortes de troubles de la personne (douleurs, migraines, ou plus).

La Médecine Traditionnelle Chinoise a apporté un autre regard sur la maladie et sur l'être humain qui n'est pas qu'un corps dissocié d'un esprit – *Le corps, cette guenille* (Molière Les Femmes savantes) mais forme *un tout*, ensemble vivant et parcouru d'énergies en constant mouvement, la maladie étant un déséquilibre entre ces énergies. L'acupuncture permettant de débloquer et de rétablir la bonne circulation.

Le concept d'*équilibre* dans la définition de la santé se retrouve dans la naturopathie, autre thérapie de la santé au naturel, sans médication.

CHAPITRE 3

La Naturopathie

1. Définition

Il y a plusieurs définitions de la naturopathie.

Selon la Fédération Française de Naturopathie (FENAHMAN, fédération nationale des associations d'hygiène et médecines alternatives naturelles), *« la naturopathie est la science fondamentale englobant l'étude, la connaissance, l'enseignement et l'application des Lois de la vie afin de maintenir, retrouver et optimiser la santé par des moyens naturels ». « La naturopathie repose sur les dix agents naturels de santé fondés sur le principe de l'énergie vitale de l'organisme. Fondée sur une vision dite holistique, elle affirme appréhender chaque individu en englobant les différents plans de l'être humain - physique, émotionnel, psychique, énergétique - et en le plaçant au sein d'une écologie socio-culturelle et environnementale. »*

Le naturopathe va donc appréhender toute la personne et son environnement familial, professionnel et sociétal par un questionnement précis et approfondi pour déterminer les raisons, les racines du mal qui n'est que la résultante d'un déséquilibre à identifier et à rectifier.

Les causes d'un déséquilibre alimentaire par exemple sont souvent dues à un traumatisme.

La thérapie pourra être accompagnée d'une *psycho - thérapie* dans ce cas là.

La naturopathie est une *recherche de l'équilibre* de la personne. Qui pourra être traité avec la phytothérapie.

Le naturopathe n'utilise que les « *médecines naturelles* » sans médicaments :

- L'aromathérapie : par utilisation des extraits aromatiques de plantes ou des huiles essentielles,
- La phytothérapie : par utilisation de l'ensemble des éléments d'une plante,
- La massothérapie : massages et kinésithérapie,
- L'iridologie : bilan de santé par l'examen de l'iris.

La naturopathie consiste ainsi à réaliser le *bilan de vitalité* d'une personne.

Par son questionnement, le naturopathe va comprendre la vie du patient et lui conseiller un mode de vie qui lui permettra de retrouver son équilibre : régime alimentaire, vie saine, pratique du sport, relaxation.

Des conseils en phytothérapie complètent son examen : Les plantes par infusion, ou gélules, lotions.

La connaissance des effets positifs ou négatifs des plantes est essentielle.

Par exemple, le millepertuis, plante connue pour ses vertus calmantes est incompatible avec un sujet de groupe sanguin A+ qui ne devrait pas en prendre.

Les fleurs de Bach sont utilisées pour leurs qualités : relaxation, angoisse…

Le naturopathe est donc un thérapeute qui doit être *doué pour tout*. Observateur, être à l'écoute, détecter la cause du mal et rétablir l'équilibre de son patient. Il dispose d'un arsenal de moyens pour traiter les personnes.

Mais, la découverte par le Docteur VOLL de l'électrothérapie constitue une innovation dans la détection des causes du mal et de la thérapie à appliquer, méthode qui a été amplifiée dans sa précision par les recherches d'Angelo SCHLIENGER.

CHAPITRE 4

L'électro-acupuncture du Docteur VOLL

1. Présentation du docteur Voll

Le Docteur VOLL (17 février 1909- 12 février 1989) est un médecin acupuncteur d'Allemagne du Sud à Plöschigen, qui a cherché à pratiquer l'acupuncture sans aiguilles dans les années 1940 pendant la guerre où il y avait une pénurie de matériel.

Un de ses patients lui indiqua qu'il avait constaté qu'il pouvait prévoir une douleur au cou en mesurant la *résistivité ohmnique* d'un point de sa main et de la soulager en passant de l'électricité sur cet un endroit. Cette zone de la main correspondait à un point d'acupuncture correspondant à la gorge.

Avec l'électrothérapie déjà connue, Le docteur VOLL imagina de faire une électro acupuncture – acupuncture sans danger d'infection.

2. La machine EAV

En 1954, avec un ingénieur luxembourgeois, Albert KONNEN, il mit au point un appareil dénommé : *la machine d'EAV* (Electro Acuponcture VOLL) ou Dermatron, permettant de mesurer sur des points d'acupuncture chinois ou sur ceux trouvés par le Docteur VOLL sur les mains et les pieds, et par les douze méridiens chinois ou les huit *vaisseaux* du Docteur VOLL, l'énergie de l'organe ou de la fonction correspondant au point d'acupuncture.

Parti du point Ting, situé de part et d'autre de la racine de l'ongle (acupuncture chinoise), le Dr VOLL a trouvé d'autres points, notamment le vaisseau de la lymphe.

La machine EAV comprend 10 micro ampèremètre calibré de 0 à 100. L'électrode négative est tenue dans la main et le praticien applique la tige métallique, qui constitue l'électrode positive, sur des points d'acupuncture sur les mains et sur les pieds.

En réalisant des expériences sur des personnes saines et des personnes malades, le Docteur VOLL constata que les mesures correspondant à des fonctions normales étaient de 100.000 ohms ; les fonctions donnant des valeurs supérieures ou inférieures révélant des dysfonctionnements.

Sur sa machine, la fonction normale est *l'indice 50* : l'aiguille étant au milieu de l'écran.

Le Docteur VOLL et les membres de son équipe ont établi une échelle de valeurs moyennes d'après les mesures faites sur des patients. Il en est résulté :

- Valeur comprise entre 48 et 52 : Normale
- Valeur comprise entre 53 et 60 : irritation
- Valeur supérieure à 60 : inflammation
- Valeur inférieure à 48 : réactivité diminuée

Le *diagnostic énergétique* était ainsi créé et institué par la reconnaissance mondiale par tous les chercheurs de l'échelle des mesures du Docteur VOLL et leur application sur tous les appareils créés les années suivantes et notamment avec l'apport de l'informatique, permettant de créer des ordinateurs mesurant en très peu de temps l'énergie des principaux points d'acupuncture.

Ces ordinateurs donnant une image en couleur de l'énergie véhiculée dans votre corps et repérant les organes ou fonctions déficientes dans la réponse énergétique au courant reçu. Le rouge étant un surplus d'énergie, le bleu une insuffisance, le vert étant normal.

3. La découverte de la puissance énergétique des produits homéopathiques et de leurs fonctions curatives

Le hasard est souvent à l'origine de grandes découvertes. Un patient venu se mesurer reçut du Docteur VOLL des produits homéopathiques qu'il mit dans sa poche. Reprenant ses mesures, le Docteur VOLL constata que l'équilibre énergétique avait été retrouvé alors que le patient n'avait rien pris. Le Docteur lui demanda de retirer de sa poche les produits et de nouveau, le déséquilibre fut constaté.

Allant plus loin dans ses recherches, le Docteur VOLL démontra que le message énergétique du produit homéopathique pouvait aussi être transmise sans contact du produit avec la personne, en mettant l'électrode dans sa main et en reliant à l'autre extrémité une électrode en forme de plateau métallique, dénommé « nids d'abeilles » transmettant l'énergie du produit homéopathique, contenu dans un récipient - en pratique des petits tubes en verre, le verre étant un transmetteur.

Il était ainsi possible de *connaître à l'avance l'efficacité* du ou des produits homéopathiques.

Le Professeur F.A. Popp de l'Institut de Biophysique de l'Université de Kaiserslautern a démontré le pouvoir de détection des médicaments homéopathiques (Rossman H. und Popp F.A. "Statistik der Elektroakupunctur nach Voll I", Arztezeitschrift für Natur Heilverfahren, Jan 1986, pp.51-59.).

Les signaux électro-magnétiques des produits homéopathiques ont donné des utilisations pratiques très importantes. La machine peut *tester au préalable l'efficacité du produit* sans qu'il soit besoin que le patient soit en contact avec le produit, une liaison même à distance suffit.

Les mesures permettent donc de trouver les produits homéopathiques efficients pour le rééquilibrage de l'énergie du patient. Elles peuvent également tester les bonnes interférences des synergies des produits entre eux.

Elles permettent aussi de *détecter les allergies*. En appliquant l'électrode sur le point "*Allergie*", situé sur les extrémités du majeur d'une main, et en plaçant le produit à tester sur le plateau, il est possible de déterminer si le produit transmet une « bonne » énergie au patient. Si la mesure est supérieure à 60, il y a irritation et le produit est perturbateur et allergisant.

En *soins dentaires*, l'électro-acupuncture permet de détecter la tolérance ou non de la personne à des alliages métalliques. Une réponse anormale permettant d'éviter des inflammations pouvant conduire à des névralgies dues à l'irritation du nerf de la dent.

Le point d'acupuncture du Docteur VOLL pour cette mesure est situé sur le pouce. C'est le point « Système Lymphatique-2 (Ly-2) dit « point mâchoire ».

L'usage des mesures est *très rapide* et permet de déterminer, sans contre-indication et sans danger pour la personne, les produits qui lui sont allergènes.

C'est ainsi que l'on verra infra que des produits de bonne réputation comme l'*huile d'olive ou le pain* peuvent donner des allergies aux personnes qui l'ignorent la plupart du temps et continuent d'avoir des problèmes digestifs ou hépatiques sans s'apercevoir que leurs maux sont dus à leur huile d'olive.

4. La mémoire cellulaire et l'électro-acupuncture

Le travail de base de la recherche homéopathique procède de l'*expérimentation* par l'étude des symptômes et des réactions produits sur un sujet en bonne santé en lui administrant le produit à tester. C'est le processus de la pathogénèsie expérimentale : *la pathogénésie est l'ensemble des symptômes provoqués par une substance quelconque, dynamisée ou pas, sur des individus en bonne santé.* : Site www. école suisse romande d'homéopathie uniciste ESRHU.com.

En homéopathie, inventée par le Docteur Samuel HANNEMANN, au cours de ses travaux entre 1795 à 1810, le *principe de similitude* est la base de la recherche du traitement.

Le traitement est i*ndividualisé* à la personne du patient *L'étape d'observation des symptômes provoqués par une substance chez l'individu sain, qui précède toujours l'application du principe de similitude, et sa retranscription correspond à l'établissement d'une pathogénésie* (wikipédia Vo : homéopathie).

Le principe de similitude est de faire application des substances toxiques mais à une quantité très faible. Pour cela, Samuel HANNEMANN a dilué ses produits dans de l'eau et les a secoué fortement manuellement ou mécaniquement après chaque dilution : *succussions*.

Ces procédés sont toujours la base des préparations homéopathiques.

Plus le produit est dilué, plus il est supposé contenir une concentration d'actifs alors que les dilutions successives contiennent de moins en moins de substance – ou de teinture mère - et que l'on arrive à des dilutions n'en contenant plus du tout. L'efficacité thérapeutique – reconnue par beaucoup et critiquée par d'autres- de ce procédé toujours pratiqué- confirmerait ainsi la *transmis-*

sion électromagnétique de l'activité biologique d'une solution active vers de l'eau. Les recherches sur l'existence d'une *empreinte électromagnétique* entreprises par le médecin français Jacques BENVENISTE et sur *une mémoire de l'eau* en 1988 furent critiquées mais elles ont été poursuivies par le Professeur Luc MONTAGNIE et les héritiers de Monsieur BENVENISTE. S'il n'y a pas d'explications scientifiques vérifiées, il n'empêche qu'il y a une réalité que peut mesurer l'électro-acupuncture. Les cellules contiennent des informations qui circulent selon les principes de la physique quantique. La *dualité onde-particule* est la base des techniques de la *biorésonance*.

Ces principes appliqués par l'électroacupuncture permettent de retrouver la *mémoire cellulaire*. Les cellules ont enfoui les traces d'évènements qui se sont produits : maladies, accidents, intoxications qui peuvent encore avoir des répercussions sur l'état présent de la personne : un problème de foie de l'enfance pouvant expliquer une allergie de la personne adulte, un état migraineux, etc.

L'électroacupuncture permet de faire de la *prévention* en détectant une réponse énergétique anormale. Monsieur SCHLIENGER détecte *les chocs nerveux* notamment par les points d'acupuncture et d'autres faiblesses qu'il pourra traiter avant l'apparition d'un dysfonctionnement de l'organe.

5. Les recherches du docteur MORELL et de l'ingenieur E. RASCHE

En 1975, le Docteur MORELL et un ingénieur, Monsieur RASCHE ont inventé la technique dite de l'opposition de phase, permettant selon eux, de modifier une réponse anormale d'une mesure en une réponse normale en superposant une onde électrique normale sur l'onde magnétique « anormale » décalée de 180 degrés par rapport à l'onde dite normale.

L'onde normale devant corriger par la transmission de l'information l'onde émettrice « anormale » et donc traiter l'organe déficient.

Ces expériences sont historiques.[1]

6. Bilan des recherches du docteur VOLL et de ses successeurs : la fiabilité de la médecine traditionnelle chinoise et des points d'acupuncture. L'innovation de la machine EAV

Le Docteur VOLL a démontré que les principes de la Médecine Traditionnelle Chinoise et de la circulation de l'énergie sur les méridiens étaient justes, ce qui n'avait jamais été mis en évidence auparavant. Ses mesures ont montré la pertinence des points d'acupuncture et leurs rôles dans la transmission des informations énergétiques.

Donnant à la notion de maladie une dimension différente, holistique et un traitement différent comme il l'a été dit : homéopathie, acupuncture, naturopathie entre autres.

Par l'invention de sa machine EAV, le Docteur VOLL a mis au point un système de communication avec les organes et les fonctions du corps de la personne testée, d'utilisation aisée.

Plus que l'acupuncture qui traite « à l'aveugle » sans pouvoir déterminer la puissance énergétique des organes, la machine du Docteur VOLL permet de connaître l'intensité énergétique dégagée par les cellules du corps.

Sa méthode permettant en plus de connaître *à l'avance* la réaction de la personne aux produits testés, donne la

---

[1] Réf bibliographique : L'Electro acupuncture selon R. Vol et A. Kinnen. Historique et Applications par J.M. Danse et les notes.

possibilité non seulement de traiter mais en plus de *prévoir* les réactions à des produits mis en contact avec la personne, lui évitant des allergies futures notamment.

Les détracteurs du Docteur VOLL ne peuvent pas contester la réalité de la circulation dans le corps de l'énergie ni celle de la production énergétique de l'activité des cellules. Le Docteur VOLL, médecin acupuncteur, n'a fait qu'appliquer en termes d'énergie électrique mesurable le concept des points d'acupuncture de la Médecine Traditionnelle Chinoise.

7. Les limites de l'homéopathie

Le Docteur VOLL était un médecin homéopathe et il a découvert la capacité de communication des produits homéopathes - le procédé de dilution permettant de concentrer le pouvoir énergétique des composants du produit et leur puissance de communication énergétique.

Il a été rappelé les critiques sur la *mémoire de l'eau,* critiques ne permettant pas d'expliquer les vertus curatives des produits homéopathiques.

Ce mystère n'est pas expliqué mais il demeure que l'homéopathie existe depuis le 18ème siècle et continue d'être largement utilisée.

Les limites de l'homéopathie résultent de la *composition du produit*. Le composant est administré sous forme de granules constituées de *lactose* qui peut ne pas être toléré. Ou bien il est dilué dans une composition alcoolique pouvant être mal digérée par la personne. La tendance actuelle est la dilution dans un composant aqueux.

Pour ces raisons, l'homéopathie peut ne pas donner les résultats escomptés. Des recherches sur des composants naturels autres que ceux déjà trouvés en homéopathie ont été faites pour trouver des procédés de fabrication originaux – non chimiques- de produits naturels actifs et bénéfiques.

Le travail d'Angelo SCHLIENGER est le fruit de ces préoccupations : Trouver des produits thérapeutiques naturels, bien tolérés par le patient, entrant directement en action et transmettant une puissance énergétique positive. Le procédé SOLMIC de solubilisation dans l'eau fut une réponse ainsi que les plantes du Pérou.

DEUXIÈME PARTIE

LES MESURES
DE MONSIEUR SCHLIENGER
AVEC L'APPAREIL DE MESURE EVA

CHAPITRE 5

Le bilan énergétique

SECTION 1. ÉTAPE N°1 : LES MESURES AVEC LA MACHINE

Monsieur Angelo SCHLIENGER a connu l'appareil EAV du Docteur VOLL en 2010 après avoir fait des études de naturopathie et étudié la médecine chinoise. Son but n'était pas d'être un thérapeute mais de développer une activité de biologie et de production de produits naturels à vertus thérapeutiques, les *compléments alimentaires*.

Industriel, Monsieur SCHLIENGER avait déjà en production une gamme de sels *SEPSIDELEN* et de plantes médicinales d'origine du Pérou, la *MACA,* traditionnellement connue pour ses qualités reconstituantes, et d'autres plantes, notamment la griffe de chat.

Ayant pu reprendre un laboratoire en Allemagne sous la dénomination *RESEARCH* à DUSSELDORF et ayant acquis les droits du brevet SOLMIC, Monsieur SCHLIENGER a cherché à créer une gamme de produits innovants dans leur fabrication et dans leur efficacité.

L'électrothérapie lui a permis de définir les meilleurs composants de ses produits en testant des milliers de personnes pendant les salons qu'il a tenus tant en Allemagne qu'en France.

La machine utilisée par Monsieur SCHLIENGER est une machine de base.

Il faut bien connaître l'anatomie, la physiologie et les métabolismes pour faire un bon examen.

Certains points sur un méridien peuvent en effet couvrir deux organes, ce qui est le cas de la rate et du pancréas.

Sur les stands de la société SODOCOS, Monsieur SCHLIENGER affiche un schéma pour montrer *l'explication mécanique de la maladie* et notamment des maladies auto-immunes quand il y a détérioration de certains dispositifs de défense du corps faisant *pénétrer* la maladie.

Il explique les principes des mesures de l'électro-acupuncture.

Les personnes qui ne connaissent pas l'électro-acupuncture sont intriguées et se renseignent. Monsieur SCHLIENGER leur explique et leur montre, schéma à l'appui, que les mesures ne relèvent pas de la « magie » ni d'une prédiction divinatoire.

Et pourtant, elles se demandent comment Monsieur SCHLIENGER détecte les problèmes physiques et psychologiques qu'elles-mêmes ne sont quelquefois pas encore conscientes de ressentir.

Les points d'acupuncture transmettent des réponses énergétiques qui permettent de détecter l'anormalité de la réponse énergétique.

Souvent, Monsieur SCHLIENGER va poser la question : « Vous n'avez pas eu de traumatisme, de choc, dans le passé ? ». Les réponses sont diverses :

- Comment le savez-vous ?

- Non, je ne vois pas, Et puis, « Ah si, j'ai eu ...

Le traumatisme passé peut en effet être resté au fond de la mémoire cellulaire- notamment, le foie, organe à fonction épurative, de catabolismes (métabolisme de la fonction du foie) et de stockage. Cet organe est souvent à l'origine de maux divers- malaises digestifs mais aussi migraines, quand il n'effectue plus suffisamment les transformations chimiques qu'il doit assumer, et ce, en raison de chocs émotifs : accidents personnels ou dans la famille, divorces, perte d'emploi, deuils…etc.

Les émotions peuvent être la cause de maladies qui peuvent être graves allant de la dépression à la maladie elle-même.

Monsieur SCHLIENGER interroge plus profondément la personne qui lui donnera les réponses ou qui refusera de se confier- ce qui sera difficile pour poursuivre l'examen ou risque de prolonger l'examen. Mais, heureusement, les patients répondent comprenant que les demandes sont faites dans un but thérapeutique et non intrusif.

SECTION 2. LA MESURE DU TAUX D'ACIDITÉ DU CORPS

L'équilibre acido-basique

L'équilibre électro-basique et la bonne santé

Pour être en bonne santé, le corps doit avoir un équilibre du taux électro-basique.

« *L'**équilibre acido-basique**, ou homéostasie du pH est une grande fonction du corps humain qui vise à réguler le pH de celui-ci. Le pH plasmatique (dans le sang) varie normalement de 7,38 à 7,42. On parle d'acidose en cas de diminution du pH et d'alcalose en cas d'augmentation de celui-ci. Un pH plasmatique inférieur à 7 ou supérieur à 7,8 est incompatible avec la vie.*[2]

---

[2] Wikipedia : Vo : équilibre acido-basique

Le ph ou Le potentiel hydrogène est une mesure de l'activité chimique des ions hydrogène H+ (appelés aussi protons).

Le pH mesure l'acidité ou la basicité d'une solution. Ainsi, dans un milieu aqueux à 25 °C :

- *une solution de pH = 7 est dite neutre ;*
- *une solution de pH < 7 est dite acide ; plus son pH s'éloigne de 7 (diminue) et plus elle est acide ;*
- *une solution de pH > 7 est dite basique ; plus son pH s'éloigne de 7 (augmente) et plus elle est basique.*[3]

La mesure du taux d'acidité se fait dans le sang, dans les urines ou par la salive. Il existe en vente libre des *bandes de tests* qui permettent de contrôler le degré d'acidité du corps. Un excès d'acidité doit être corrigé. L'acidose -concentration élevée en ions hydrogène (H+) dans le sang- peut entrainer des complications sévères, certains ont parlé d'ostéoporose, notamment- ce qui n'est pas démontré.

Pour confirmer l'examen par les mesures faites avec la machine EAV, Monsieur SCHLIENGER fait un test du pH sur la peau de la personne, à l'aide d'un sticker ce qui permettra de compléter ses observations. La couleur donnera une teinte qui détectera le taux d'acidité. Le taux normal est autour de 7.

La régulation du taux d'acidité se fait entre autres par un *changement de l'alimentation*. La liste des produits acides ou basiques est accessible par internet notamment.

Les aliments alcalinisants sont majoritairement les *fruits et les légumes*, dont le citron qui a le goût acide mais est alcalin. Les aliments acidifiants à éviter sont le sucre,

[3] Vikipedia V0 : ph

les pâtisseries, les farines blanches, le riz, l'alcool, le beurre, les graisses, les huiles raffinées.

L'élimination de l'excès d'acidité se fait par le sang, les urines (reins) et les poumons.

En cas de taux anormal, Monsieur SCHLIENGER fait des mesures approfondies des organes concernés et va permettre à la fonction déficiente de reprendre son action par l'apport de compléments alimentaires et une recommandation de changement alimentaire et d'activité physique.

Le test de l'équilibre acido-basique est donc un complément essentiel dans la recherche des causes des troubles déclarés ou ignorés des personnes qui le consultent.

Les doléances des patients peuvent être d'origine diverses et prêter à des découvertes inattendues, comme l'explique Monsieur SCHLIENGER.

CHAPITRE 6

Récits de mesures qui ont fait avancer la thérapie et la recherche

Demandons à Monsieur SCHLIENGER de nous faire part des mesures qui l'ont marqué au cours de ses années de recherche, et pendant les salons qu'il a tenus sur le stand de la société SODOCOS, tant en France qu'à l'étranger.

Monsieur SCHLIENGER, quelles sont les mesures qui ont été marquantes ? Pouvez-vous nous livrer quelques anecdotes enrichissantes ?

Le boulanger allergique au gluten

Pendant un salon, une femme assez forte souffrait d'une glycémie accentuée. Elle souhaitait suivre un régime. Je lui ai conseillé d'éviter le pain et de suivre la *chrono nutrition*[4].. Cette dame n'étant pas contente de devoir supprimer le pain est allée s'en plaindre au stand de

---

[4] la chrono nutrition est un mode d'alimentation adapté à l'horloge biologique : manger au bon moment de la journée le bon aliment permet de le digérer sans grossir. chaque individu a sa propre horloge biologique, vo wikipédia.

boulangerie biologique qui se tenait dans d'autres allées du salon consacré au bien être et aux produits biologiques.

Cet exposant est venu, en colère, avec un morceau de pain pour me vanter les qualités de son pain : petit épeautre, bio… Il m'a dit : *nous sommes exposants, nous devons nous entraider. Arrêter de dire que le pain n'était pas bon à cette dame.*

Je lui ai proposé de prendre place en prenant un petit morceau de son pain d'épeautre que j'ai posé sur le testeur. J'ai mesuré ses méridiens. Il n'avait pas de problème glycémique mais – fait incroyable - il avait une allergie à son propre pain qui lui touchait ses organes supérieurs et lui occasionnait les jambes lourdes.

J'ai essayé différents produits avec mes testeurs et au bout de cinq minutes, il m'a demandé pourquoi j'étais dubitatif. Je lui ai répondu qu'il n'y avait rien de grave et je lui ai demandé si le pain testé contenait du gluten. Il voulait apporter une autre tranche de pain sans gluten ; ce n'était pas nécessaire.

J'ai mesuré les points de son foie et j'ai remarqué une anomalie assez frappante à l'intérieur de l'orteil gauche. Evidemment, j'avais trouvé le remède pour relancer un des catabolismes du foie (qui concerne le gluten) ; j'ai mis dix minutes pour m'en remettre. La composition d'un nouveau produit a été mise au point et l'autorisation de commercialisation demandée. *J'avais trouvé la composition qui régule le catabolisme du gluten.*

L'agriculteur guéri des calculs rénaux avec la chanca piedra[5] (brise pierre)

Un éleveur producteur de fromage et exposant dans un salon, s'est fait mesurer pour savoir si ses douleurs (dans la région de la prostate et au dos) étaient graves. Après les mesures, je n'ai rien vu d'anormal à la prostate contrairement à ce qui lui avait été diagnostiqué et qui l'avait mis dans un état d'inquiétude et d'angoisse, générateur de pensées négatives.

Je l'ai mesuré plusieurs fois et j'ai appuyé sur le point du rein gauche à plusieurs reprises.

J'avais des échantillons de produits pour les calculs rénaux (*brise-pierre)* et je les lui ai donnés. Une demi-heure après, il est revenu en disant qu'il avait uriné, que c'était douloureux mais qu'il avait constaté l'évacuation de cristaux. Non seulement le produit avait agi vite mais le fait d'appuyer sur le point du rein gauche avait permis d'évacuer une partie des éléments exogènes, cause de ses douleurs.

Il s'est avéré lors de notre discussion qu'il consommait beaucoup de sel en goûtant à tous ses fromages. L'excès de sodium pouvait créer des microparticules douloureuses. Après l'évacuation de toutes ces particules, il m'a dit qu'il était le plus heureux des hommes.

Cependant, le dysfonctionnement du rein n'était pas tout à fait pathologique .Il était aussi d'ordre psychologique. Il me confia que son environnement familial était conflictuel, en raison de problème d'héritage, ce qui était

---

[5] Chanca piedra brise-pierre : Plante d'' Amérique du Sud (Amazonie) utilisée pour *éliminer les calculs de la vessie et des reins. Cette plante permet de renforcer l'équilibre, et de détoxifier et protéger les reins. Elle est recommandée et utilisée pour relaxer les troubles de la prostate, les maladies rénales, et l'hépatite.* (vo recherche google).

un facteur de tensions et de perturbation psychologique. Il ne faut pas minimiser l'impact psycho somatique de la maladie.

Une composition thérapeutique trouvée par un heureux hasard : la dame qui avait du diabète

Une dame est venue se faire mesurer. Elle souffrait d'arthrose et de rhumatismes. J'avais mesuré l'ensemble de ses méridiens du pied et elle était satisfaite de mes observations et de mes conseils.

A la fin de ce test, j'avais posé la serviette me servant d'isolant pour la mesure des pieds sur les testeurs mis en place pour sa mesure.

Peu de temps après, une autre dame s'est assise pour un diagnostic. J'ai mesuré les méridiens de la main. Je n'avais relevé, mis à part une allergie, aucun dysfonctionnement des organes vitaux.

Alors, elle a sorti sa piqûre d'insuline en demandant si j'étais sérieux dans mes mesures, n'ayant rien vu. J'étais gêné, je ne comprenais pas. Son traitement (piqûres) l'handicapait. Elle m'a demandé si la machine était fiable.

C'est alors que je me suis aperçu que j'avais recouvert les testeurs de la patiente précédente et que j'avais mesuré cette personne avec ces testeurs. J'ai mis un bon quart d'heure à m'en remettre, mon cœur battait la chamade. Elle s'est proposée de me chercher un verre d'eau et se demandait si elle était responsable de mon état. J'ai répondu *: vous plaisantez* .

Elle n'a pas compris tout de suite ce qui s'est passé. Je lui ai offert les produits pour qu'elle les essaie et le comble du bonheur, elle a cessé de se piquer au bout de trois jours. Evidemment un nouveau produit a vu le jour. La découverte pourrait s'appeler *Eurêka* .

Une maladie d'origine psychologique : le convoyeur de fonds et sa belle-mère

Un ancien convoyeur de fonds, jeune (la quarantaine) est venu se faire mesurer. Il m'explique avoir dû interrompre son travail à cause d'une cécité précoce.

J'observais que ses yeux étaient très rouges. Il n'était plus autonome et vivait en famille et avec sa belle famille. Il m'a expliqué qu'il lui avait été injecté dans les yeux un produit type *silicone* et que cela n'avait rien amélioré.

Je l'ai mesuré et j'ai détecté une intolérance au gluten très prononcée (au-dessus de 80 sur l'appareil EAV). Par ailleurs j'ai mesuré le méridien des yeux qui était effectivement atteint. J'ai mis le testeur du régulateur du gluten ; le point du foie s'est immédiatement réaligné à 50. J'ai mesuré les yeux et là très surpris, les yeux aussi sont revenus à 50. Donc le diagnostic était clair et rapide. Le gluten était la cause de ses problèmes.

Peu de temps après, il ne souffrait plus de douleur aux yeux. Deux mois après, il avait de nouveau des traces rouges autour des yeux et nous avons discuté.

Je me suis transformé en psychothérapeute. Des explications données par cet homme, il en demeurait que l'amertume que ce garçon portait à l'égard de sa belle-mère était telle que son état s'est détérioré à nouveau. J'ai remesuré le système nerveux et avec mes doigts j'ai senti une énergie négative remontant à un mois.

Il m'a expliqué que même la nuit, il sentait la présence de sa belle-mère à côté de lui. Je lui ai conseillé de prendre du recul et d'aller voir un psychologue car son état ne pourrait pas s'améliorer sans cela et au contraire s'aggraver. **En fait les chocs nerveux peuvent revenir au point de départ de la faiblesse.**

L'herpes guéri, réconciliateur de l'harmonie conjugale

Lors d'un salon, une exposante est venue consulter.

Elle était très belle, franche et aimait la vie. Elle a dévoilé un problème intime difficile à avouer. En effet elle souffrait d'herpes qui la gênait lors des rapports intimes. Elle avait aussi précisé que de temps en temps elle avait un herpes au niveau de la bouche.

N'ayant pas reçu les compléments alimentaires qu'elle avait commandés, elle me téléphona car elle voulait partir en vacances avec.

A son retour, après avoir pris les compléments alimentaires, elle m'a rappelé pour me remercier et j'ai entendu son mari dire *remercie Angelo s'il te plait* ….. L'herpes n'a bien sûr pas guéri mais dès qu'elle sent les premiers prémisses, elle prend une ou deux doses de produit et cela permet d'éradiquer le problème. D'ailleurs, les crises s'espacent de plus en plus.

La maladie de BERGER : une maladie auto-immune[6]

Au début de mes mesures, j'ai été choqué par une maladie auto-immune qui affecte l'homme jeune : la maladie de *BERGER (ou néphropathie à IgA).*

Cette maladie est due à la production anormale d'anticorps de type IgA véhiculés dans le sang et qui vont se fixer sur les cellules du rein et arriver à inflammation et une déformation du rein puis à une insuffisance rénale.

[6] Une maladie auto-immune résulte d'une hyperactivité anormale du système immunitaire : notre système immunitaire se croit faussement attaqué et produit des anti-corps à l'encontre de nos bonnes cellules causant une inflammation et une destruction du tissu. Wikipédia :VO maladie auto-immune.

Maladie qui se développe de façon sournoise pendant plusieurs années. Non prise à temps, elle peut être très grave.[7]

Au début de mes recherches, je conseillais d'aller consulter un médecin très rapidement puisque je n'avais aucun produit solubilisé à proposer à cette époque.

- *Francine SUMMA* : Je me souviens en effet que vous faisiez très attention à informer le jeune homme de l'existence de sa maladie dont il n'avait pas conscience. Vous vous rappelez de ce jeune homme qui, tenant un stand dans un salon, allait se marier et à qui vous avez dit de consulter de toute urgence ? Mais à cette époque, vous aviez un produit ?

- *Angelo SCHLIENGER* : Oui, cela provoquait chaque fois une vive réaction. Ce jeune homme ne comprenait pas la gravité de la maladie dont les conséquences pouvaient être graves (transplantation du rein).

Je m'appliquais à rechercher ensuite de connaître l'origine de cette faiblesse. J'ai mesuré des hommes jeunes qui sentaient une fatigue aigüe anormale.

J'ai d'abord mis au point un produit solubilisé : Un alcaloïde[8] qui calmait le problème de l'IgA.[9]

---

[7] Note de Francine SUMMA.

[8] Un alcaloïde est une substance végétale, entre autres, à caractère basique contenant de l'azote. Les alcaloïdes ont des propriétés thérapeutiques diverses. La quinine par exemple est un alcaloïde et a des vertus antalgiques. La morphine est un alcaloïde.

[9] Wikipédia : VO : superfamille des immunoglobulines : *Les immunoglobulines sont de petites protéines dites gammaglobulines, présentes dans les fluides corporels. Ce sont des molécules d'adhérence possédant une activité « anticorps ».* Leur présence importante dans le sang permet de voir si une personne est atteinte d'une infection ou d'une faiblesse. Il y a plusieurs catégories d'immunoglobulines. *Les immunoglobulines A (IgA) forment une barrière empêchant la plupart des pathogènes de se lier aux cellules des muqueuses et de l'épiderme.*

Par la suite, j'ai trouvé que le probiotique mis au point pour traiter l'intestin grêle et commercialisé au Danemark donnait des résultats bénéfiques sur la maladie quand je mesurais les reins. Ce deuxième produit était un complément au traitement.

A cette époque, je ne dormais pas la nuit pour trouver un remède. Et, j'eus le bonheur de trouver, en même temps, le produit permettant de traiter la maladie de la thyroïde à l'IgA dont les femmes sont souvent atteintes.

Mes autres constatations : les maladies selon les zones géographiques et les activités

J'ai constaté différentes faiblesses selon les régions.

- Je n'ai jamais proposé autant d'algues marines rouges qu'à Clermont Ferrand du fait de faiblesses à la thyroïde qui ne semblaient pas être dues à l'IgA (maladie auto-immune) J'en ignore la raison mais je soupçonne le radon.
- La région parisienne détient la première place pour les *burn out.*
- Dans la région des Alpes, j'ai constaté énormément de faiblesses rénales.

Les faiblesses des sportifs

A mon plus grand étonnement, j'ai mesuré près de Berlin des semi-marathoniens et aucun des cœurs que j'ai mesurés ne fonctionnait correctement.

J'émets donc un doute sur les *sportifs du dimanche* qui viennent s'inscrire pour un semi-marathon sans entrainement régulier et *intelligent* .

Le pire est qu'ils s'imaginent être en bonne santé. Il est impossible de dialoguer avec eux.

Mes mesures qui ont été un signal d'alarme

Mes mesures à Berlin m'ont donné d'autres impressions fortes.

Ce jour-là, une femme vient se faire mesurer. Un problème survint alors. Une mesure mal placée au niveau de la cage thoracique : la mesure oscillait et baissait brutalement, remontait. Ce n'était pas normal. Je lui demandé si tout allait bien et elle m'a répondu que oui. Elle avait été une grande fumeuse quelques années auparavant.

S'apercevant de mon inquiétude, elle m'a indiqué qu'elle venait de faire une échographie. Je lui ai fortement suggéré de retourner voir le médecin. Elle m'a rappelé trois mois après en m'annonçant qu'elle avait consulté au moins quatre médecins et que le dernier lui a fait enlever un kyste malin en haut à gauche. Encore aujourd'hui, elle m'appelle pour me remercier.

Toujours en Allemagne, lors d'un salon, un couple est venu. L'homme marchait la tête basse et sa femme ameutait tout le quartier par une voix porteuse et de surcroît avec un comportement de dragon. Tout le monde avait l'œil fixé sur mon stand.

J'ai mesuré cet homme très effacé. Le point de la prostate était très haut. J'ai mis les alcaloïdes pour diminuer ce mal mais rien n'y faisait. J'étais devant une inconnue. J'allais renoncer quand j'ai eu une inspiration : J'ai mis le testeur de la propolis qui est un antiviral. Et là effectivement l'aiguille est tombée à un peu plus de 60.

Cet homme a compris que le produit agissait positivement et il voulait à tout prix acheter le produit. J'ai refusé et lui ai dit d'aller voir un médecin car il avait besoin d'un antibiotique. Déçu et mécontent, le couple s'est dirigé vers l'iridologue. Au bout d'un quart d'heure, j'entendis les mêmes cris que ces personnes avaient proférés devant moi. Le couple est parti.

L'iridologue est alors venu vers moi et m'a demandé ce que j'en pensais. Je lui ai répondu aussi sec : *avez-vous vu les gonocoques dans ses yeux ?* Nous avons bien ri de ce couple particulièrement bruyant. Evidemment, je comprends que sa femme qui n'était pas la cause du mal de son mari, ait été très mécontente.

Le *burn out*[10]

Lors d'un salon, une personne voulait avoir un diagnostic. Elle avait deux problèmes, le burn out et la glycémie. J'avais des solutions pour les deux problèmes. Je fus stupéfait car elle refusait mes produits. Elle ne voulait pas aller mieux.

Bien au contraire. Etant en longue maladie, elle désirait attaquer son employeur en justice et obtenir des indemnités conséquentes. Ce genre de rencontres, fréquentes, est négatif pour mes recherches.

Les mesures des jeunes filles

Les jeunes filles ont souvent des secrets à cacher.

Lors d'un salon, une jeune fille de 15 ans accompagnée de ses parents faisait, d'après les mesures, une allergie très forte au niveau des ovaires. Il s'agissait sans aucun doute d'une allergie médicamenteuse, du fait qu'elle n'avait pas mal aux ovaires ni de règles abondantes. Je lui ai dit de changer de *pilule* ou de choisir un autre moyen de contraception.

---

[10] Le burn-out appelé en France « *syndrome d'épuisement professionnel, combine une fatigue profonde, un désinvestissement de l'activité professionnelle, et un sentiment d'échec et d'incompétence dans le travail.* » Vo : Wikipedia.

Après la séance, la jeune fille se leva de la chaise et se fit gifler par sa mère qui avait ainsi appris que sa fille prenait la pilule.

Lors d'un salon parisien, venues en autocar, dix sept jeunes filles belges entre 16 et vingt ans ont voulu se faire mesurer. Sur ces dix sept jeunes filles, deux souffraient soit d'une *maladie de CROHN* soit d'une colopathie. Un pourcentage très élevé pour des jeunes filles de cet âge.

De plus la pilule était majoritairement mal adaptée à la majorité de ce groupe. Les problèmes posés par la pilule mal administrée sont hélas connus.

Les fausses maladies de Lyme[11] ou de fibromyalgie[12]

Il m'est apparu que des personnes diagnostiquées comme souffrant de la maladie de Lyme ou de fibromyalgie par la médecine classique souffrent en fait d'allergies, entre autres au gluten, de maladie auto-immunes ou d'infections virales. Pour cette raison, j'émets des réserves sur ces maladies qui sont pour une part des *maladies fourre-tout* (mauvais diagnostic, solution de facilité). Les effets secondaires des médicaments prescrits mal adaptés risquent en plus de pénaliser les personnes en question autant dans le diagnostic et plus encore dans la guérison.

---

[11] La maladie de Lyme, ou *borréliose de Lyme* est une maladie bactérienne qui touche l'être humain et de nombreux animaux. La bactérie responsable de l'infection est une borrélie. La maladie est due à la piqure de tiques et se manifeste sous diverses formes : peau, douleurs articulaires etc.ref. : wikipédia vo : maladie de Lyme.

[12] *Maladie caractérisée par un état douloureux musculaire chronique (myalgies diffuses) étendu ou localisé à des régions du corps diverses.* Wikipedia

Les stupéfiants

Les personnes ayant pris des stupéfiants présentent (deux voire trois ans après) une forme de schizophrénie. A les entendre, ils n'ont fumé ou pris qu'une fois. Mais les dégâts sont conséquents du fait que la médecine classique donne des remèdes à prendre à vie. Donc effets secondaires à vie. Il est difficile de venir en aide avec les jeunes gens surtout que les parents très souvent sont *pris entre le marteau et l'enclume.*

La maladie de PARKINSON et la Q10

Une personne atteinte de la *maladie de Parkinson* est venue se mesurer. J'ai eu du mal à pouvoir trouver ce qui pouvait la soulager. J'ai réussi à traiter ses problèmes d'effets secondaires (impossibilité de marcher et de se concentrer). Je lui ai prescrit de la coenzyme Q10 solubilisée en grande quantité. Les résultats ont été stupéfiants. Elle a pu réduire une partie de ses médicaments qui lui occasionnaient des effets secondaires handicapants.

Des développements sur la coenzyme Q10 sont donnés dans le chapitre consacré aux produits.

Allopathie et naturopathie complémentaires

Les hommes qui présentent des problèmes de cœur sont très souvent dans le déni le plus complet en me disant qu'ils continuent à faire du sport, qu'ils travaillent normalement et qu'ils ne voient pas l'intérêt de ce que je leur dis sauf quand…par la suite ils ont une alerte : palpitation, jambes enflées, souffle court, fatigue immédiate lors d'une montée. Ils me recontactent souvent pour connaître mon avis. Je leur réponds que c'est le même que celui de leur médecin. Etant dans la recherche, je peux juste donner des orientations sur le mode et style de vie et de donner des conseils afin d'améliorer les résultats sanguins

Dommage que l'alternative ne soit pas mise au devant avant le traitement allopathique.

La trithérapie et les compléments alimentaires

Les personnes en trithérapie ont des points d'allergies importants sur différents organes. Elles supportent mal leur traitement et se plaignent de leur foie.

Tous les points d'acupuncture que je mesure donnent des résultats montrant un dysfonctionnement. Tous sont des catabolismes[13] de fonctionnement de façon bancale.

Grâce à mon travail de recherche d'après les mesures que j'ai faites, j'ai trouvé une solution pour soulager ces symptômes et rendre les points d'acupuncture positifs.

Mais il y a un problème : la quantité *d'antidote* est aussi importante que le traitement de trithérapie.[14]

L'hépatite C

Les personnes qui ont souffert d'hépatite C n'ont plus le droit de boire et sont soumises à un régime draconien avec souvent des crises d'asthmes les obligeant à prendre des antihistaminiques.

Leur système immunitaire, d'après les mesures, est très insuffisant.

---

[13] Le catabolisme : *« processus de destruction, qui produit de l'énergie à partir des nutriments absorbés en dégradant les molécules grosses et complexes en molécules plus petites et plus simples (effort effectué pour l'utilisation et le stockage) »* www.sportpassion

[14] Note de Francine SUMMA : Ce qui nécessite des frais et une discipline dans le traitement.

Avec un traitement semestriel par une phytothérapie biodisponible[15], la personne peut vivre normalement en buvant même un verre de vin par jour.

La ménopause

Des femmes de la cinquantaine viennent souvent pour les bouffées de chaleur, des règles irrégulières, phénomènes de la ménopause.

J'ai pu constater que les femmes parlent assez facilement de leur ménopause alors que les hommes ont honte de l'andropause et sont dans le déni le plus complet ce qui débouche le plus souvent sur des *burn out*. Quand ils viennent se mesurer avec leurs femmes, les maris disent que tout va bien du côté de leurs performances mais les épouses contredisent avec véhémence leurs déclarations. Ce qui me met dans des situations difficiles. Il faut beaucoup de psychologie dans ce cas.

La thyroïde

Il est possible d'agir sur le fonctionnement de l'hypophyse et de la thyroïde en cas de dérèglement ce qui va permettre de réguler automatiquement le système nerveux, alors que le produit n'a strictement rien à voir.

Souvent la médecine allopathique prescrit des antidépresseurs et certains thérapeutes du millepertuis.

Ces prescriptions n'ont à voir avec le problème des *hormones* et des *biorythmes* qui sont en cause. Cela provoque une déficience de la personne et plus grave encore peut provoquer surtout chez les femmes une ostéopénie ou un tassement de vertèbres.

---

[15] La biodisponiblité est traitée dans un chapitre suivant.

J'ai découvert, accidentellement, en mesurant plusieurs femmes, qui avaient des mesures hautes sur les points du bas ventre, qu'elles étaient en *acidose*[16]. Cette situation était dangereuse en raison des risques d'ostéoporose.. Je leur avais demandé de faire une ostéodensitométrie..

Il s'est avéré que quatre personnes sur cinq étaient positives soit au niveau du bassin, soit au niveau des vertèbres. Elles sont revenues se faire mesurer : une a subi un accident qui a provoqué une arthrose du dos puis s'est soldé par une *soudure* des vertèbres du bas du dos.

Pour les autres je leur ai expliqué les conséquences : risque de fracture du col de fémur malgré un traitement efficace du sang, le risque de phlébite persiste.

Quand à l'autre personne, je lui ai dit qu'elle aura plus tard un problème de respiration du fait que sa cage thoracique se rétrécissait et les muscles intercostaux ne pouvaient plus faire leur travail lors de l'expiration.

C'est pourquoi, je n'approuve pas l'ablation de la thyroïde surtout de la parathyroïde essentielle à l'équilibre de la femme.

Conclusion sur ce chapitre

Comme le dit Monsieur SCHLIENGER, les recherches sur les thérapies ont été faites à partir des mesures pratiquées sur les personnes – des milliers de mesures d'équilibre énergétique. C'est à partir de données concrètes et vérifiées immédiatement que les produits naturels et les compositions originales rendus biodisponibles ont été élaborés, permettant d'obtenir des résultats visibles rapidement.

---

[16] Excès d'acidité dans les cellules voir chapitre précédent.

Ainsi, les mesures ont apporté deux effets : un effet thérapeutique sur les personnes et un effet créatif pour la composition des produits.

L'efficacité de ces produits vient de ce qu'ils n'ont pas été réalisés sur des connaissances théoriques de biologistes mais par un praticien, soucieux de trouver la solution pour rétablir la bonne énergie vitale des personnes et leur bien-être.

Aucune solution n'a été composée sans avoir été confirmée par de très nombreux résultats conformes donnant une nette amélioration du fonctionnement énergétique. Le succès de ces produits vient de là : Une pratique vérifiée.

Mais, il y a plus :L'efficacité des produits est aussi due à leur *mode de fabrication : La solubilisation* pour les produits liquides.

CHAPITRE 7

La solubilisation

SECTION 1. LES PRINCIPES DE LA BIODISPONIBILITÉ

Il faut rappeler que les médicaments dans la **médecine allopathique et les composés homéopathiques** sont composés en majeure partie d'excipients- supports sucrés pour les comprimés ou les granules homéopathiques, supports alcoolisés pour les liquides ou sucrés.

L'évaluation de l'absorption du médicament – le temps pour qu'il arrive à atteindre la circulation dans le sang - la circulation systémique - est indispensable pour connaître la dose nécessaire à donner à une personne pour entrer dans la circulation sanguine.

C'est ce qu'on appelle la **biodisponibilité** : *la biodisponibilité se définit comme étant la fraction de la dose de médicament administré qui atteint la circulation générale et la vitesse à laquelle elle l'atteint.*[17]

Un médicament est absorbé plus ou moins vite selon qu'il sera administré par voie non orale, les piqures intraveineuses par exemple injectent directement le produit- qu'en passant par la voie digestive. Le foie ab-

[17] Site Faculté de médecine Pierre et Marie Curie.

sorbe beaucoup de médicament et constitue un important passage de captation du produit.

L'homéopathie ainsi que l'allopathie ont le même processus *d'absorption par le système porte.*

La pharmacocinétique [18] *étudie le devenir d'une substance active contenue dans un médicament après son administration dans l'organisme. Elle comprend, après la phase biopharmaceutique précédant le premier passage trans-membranaire, quatre grandes étapes :*

1. *absorption (A) ;*
2. *distribution (D);*
3. *métabolisme (M);*
4. *excrétion du principe actif et de ses* ***métabolites*** *(E).*

La quantité de médicament qui atteint la circulation générale (ou systémique) est fonction de la quantité absorbée par l'épithélium digestif (et donc de la dose administrée) mais également, d'autres processus d'élimination pré-systémique :

- *dégradation dans la lumière intestinale,*
- *métabolisme au niveau des entérocytes*
- *captage hépatique important au premier passage. Lorsque le médicament a une forte affinité pour l'hépatocyte et les enzymes hépatiques, une fraction de la dose absorbée est captée lors du premier passage, c'est à dire avant même d'atteindre la circulation générale. La quantité de médicament retrouvée dans la circulation systémique est alors diminuée. C'est l'effet de premier passage hépatique.*[19]

La phytothérapie en provenance essentiellement du Pérou est utilisée par Monsieur SCHLIENGER et la société SODOCOS.

[18] Wikipedia Vo pharmacocinétique.

[19] Pharmacocinétique et métabolisme des médicaments.

A l'origine, les formules utilisées en phytothérapie étaient celles des chamanes, soit des plantes ou des mélanges de plantes non solubilisés. Ce qui ne permettait pas une absorption facile. La solubilisation est la forme la plus rapide d'absorption du produit.

Grâce au brevet SOLMIC, permettant la solubilisation des produits, l'objectif de rapidité d'absorption avec le maximum de produit a été atteint.

SECTION 2. LE BREVET SOLMIC

La technologie Solmic rend les compléments alimentaires de SODOCOS biodisponibles et donc facilement absorbables par votre corps.

Certaines matières huileuses ou lipidiques doivent obligatoirement passer par des phases plus complexes (micelles) pour qu'elles soient absorbables. Par exemple, la vitamine D, qui n'est que liposoluble, doit obligatoirement être transformée par ces phases.

Par la technologie Solmic, les éléments essentiels sont transformés en micelles et ne nécessitent plus de transformation métabolique. Elles sont absorbées, d'une façon passive, par l'intestin grêle à plus de 90% à effet immédiat, d'où sa biodisponibilité.

L'avantage de la solubilisation, dilution des produits (plantes, vitamines, et autres) dans de l'eau, est dû au fait que notre corps est constitué de plus de deux tiers en eau. Le fait d'avoir des nutriments solubles dans l'eau les rend beaucoup plus disponibles pour l'assimilation par l'organisme.

La plupart des compléments essentiels, y compris les produits nutritionnels liquides disponibles sur le marché actuel ne sont pas solubles dans l'eau. Le résultat est qu'une grande partie de ce que nous absorbons, passe à travers le corps, sans être absorbée par celui-ci.

La technologie SOLMIC permet aux nutriments essentiels liposolubles (comme la graine de lin, les poissons, l'huile d'olive, les vitamines A, B, D, E, omégas 3, les extraits de plantes ainsi que la coenzyme Q10 et ses dérivés) de les rendre solubles dans l'eau.

De cette façon, la stabilité et la biodisponibilité des matières sont augmentées jusqu'à 90% et atteignent un effet optimal dans le corps.

Cette technologie permet de fabriquer des *micelles* particulièrement stables (ions) et de maîtriser leur *solubilité,* permettant l'absorption à 90% de ces éléments par *l'intestin grêle.* La composition des micelles est naturelle – tous les additifs sont d'origine végétale et ne comportent aucune manipulation génétique.

SECTION 3. HISTOIRE DU BREVET ET DE LA SOCIÉTÉ SODOCOS

Francine SUMMA *: Monsieur SCHLIENGER pouvez-vous nous raconter comment vous avez découvert ce brevet et ses capacités de création de produits innovants ?*

Angelo SCHLIENGER : Au cours d'un symposium, près de Hanovre, j'ai discuté lors du petit déjeuner avec un des dentistes présents. Il m'a annoncé qu'un groupe de chercheurs Suisse (dont un ancien de Pfizer qui a mis au point le Citromax) travaillait sur un projet de solubilisation du Q10 de Kaneka[20] et d'autres produits comme la propolis et certaines vitamines liposolubles.

Ce Q10 (Kaneka), notre société le vendait déjà avec notre phytothérapie.

---

[20] Coenzyme Q10 : produit naturel extrait de la betterave ayant des effets antivieillissement. Explications dans le chapitre sur les produits.

J'ai rendu visite à DAVOS (Suisse) où il me fut offert un verre de jus de raisin avec du coenzyme Q10. La bouteille de jus de raisin était entamée depuis huit jours et son goût était resté frais comme au premier jour.

Connaissant la nature de la coenzyme Q10, antioxydant, qui était huileux et non soluble dans l'eau, j'ai tout de suite pressenti l'intérêt de commercialiser cette coenzyme à effet quasiment immédiat donc aussi bien au point de vue de la qualité que financier car cela permettait aussi de vendre cette coenzyme à prix plus bas pour le consommateur. (En le diluant dans l'eau, il y a moins besoin de produit du fait de sa biodisponibilité.)

J'ai demandé qui était détenteur de ce brevet. Il s'agissait d'un groupement financier. Je n'ai pas hésité à investir et faire partie de ce groupe.

Par la suite, nous avons avec d'autres biologistes et médecins fondé un laboratoire du côté de Düsseldorf : la société *RESEARCH.*

- Francine SUMMA : *Et par la suite, vous avez poursuivi vos recherches ?*

- Angelo SCHLIENGER : Lors de ces symposiums, j'ai également eu l'occasion de rencontrer les producteurs de probiotiques sans levure, sans gluten, sans lactose et selon les âges. La société SODOCOS commercialise des probiotiques, différents selon les âges de la vie : enfant, adulte, personne au-dessus de soixante ans.

Ces chercheurs ont confirmé l'approche systémique de certaines maladies (urticaire du nouveau né, acné).

Pendant les mesures d'électro-acupuncture, j'ai immédiatement appliqué cette approche systémique. Ce qui m'a permis de trouver d'autres produits par rapport à d'autres faiblesses (comme l'hélicobacter dans l'estomac) et le rétablissement du système immunitaire.

Par cette analyse, j'ai pu être plus rapide dans la détection des causes des dysfonctionnements

Ainsi, pour une maladie auto-immune comme *l'Hashimoto,*[21] il me faut exactement cinq minutes pour détecter l'effet et la cause du mal et y remédier (autant pour une polyarthrite).

C'est pourquoi, lors de mesures, lorsque les personnes souffrent de maux inexpliqués et quand je les interroge et trouve le problème, elles me disent : *Je suis scotchée* ou : *Ce n'est pas possible que vous puissiez le remarquer aussi vite* .Je leur dit que je ne suis pas un medium mais un chercheur qui écoute et observe. Il n'y a rien de magique. *Le corps est un mécanisme* que je régularise avec mes produits.

En conclusion

Comme je vais très vite dans les mesures, j'exprime aussi mon ressenti par rapport à la personne que je mesure. Mon rôle de chercheur est d'orienter les personnes dans une forme d'alimentation saine et mode et style de vie.

C'est ainsi que *je peux faire la différence entre un burn out et une dépression très vite* car pour bon nombre de faiblesses, il faut mesurer les deux côtés des mains et également le pied quand il s'agit par exemple d'un dérèglement du foie ou d'une glycémie ou encore une inflammation de la rate.

Nous arrivons au questionnement du thérapeute, l'apport de ses constations avec les mesures.

---

[21] Wikipedia :VO : *La thyroïdite de Hashimoto ou thyroïdite chronique lymphocytaire est une thyroïdite chronique auto-immune. La glande thyroïde est attaquée par des processus immuns impliquant une variété de cellules et d'anticorps.*

CHAPITRE 8

Le questionnement du naturopathe

Francine SUMMA : *Monsieur SCHLIENGER, je vous ai vu au cours de vos mesures questionner les personnes et vous-même vous interroger sur les causes de leurs problèmes et les remèdes à leur conseiller.*

Angelo SCHLIENGER : Il est vrai que ma position de chercheur lorsque je mesure une personne est de détecter ses faiblesses, leur cause pour trouver avec mes testeurs ce qui va leur convenir.

Je dois souvent vérifier moi-même les fonctions vitales qui me semblent être concernées par les doléances de la personne ou les causes des affections qui me sont décrites : mauvaise digestion, manque de sommeil, manque de goût à la vie, déficience sexuelle.

1. L'intestin grêle

L'intestin grêle est très important. C'est par l'intestin grêle que se fait l'absorption des nutriments. Cet organe très long, en moyenne six mètres, est constitué de *trois couches superposées.*[22]

---

[22] Wikipédia VO : intestin grêle : Il est constitué de trois segments :
- *le duodénum, (douze doigts de 0,25 m)*

C'est au niveau de la muqueuse que sont absorbés les éléments nutritifs, soit par les vaisseaux sanguins, soit par les vaisseaux lymphatiques. La dégradation de la muqueuse doit donc se traiter avec sérieux.[23]

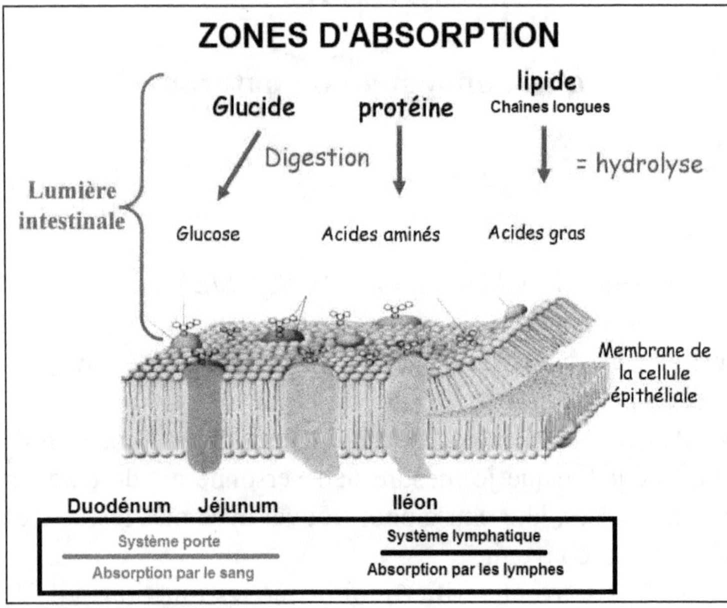

L'absorption des compléments alimentaires solubilisés s'effectue dans la zone de l'iléon *en passation simple* vers le système lymphatique.

Le système lymphatique est composé de vaisseaux et de ganglions ; le plus souvent groupé en aires ganglionnaires (système immunitaire de l'intestin). Rappelons que 80%

- le jéjunum (2,5m)
- l'iléon (3,5m) sa portion terminale s'achevant par la valvule iléo-cæcale, qui le met en communication avec le cæcum puis le côlon. Sa surface est accrue par des valvules se trouvant dans les plis de la muqueuse. Soit une surface de 250m2 (terrain de tennis).

[23] Francine Summa : note explicative

du *système immunitaire du corps* se trouvent dans ces vaisseaux et ganglions lymphatiques de l'intestin grêle.

Système porte : l'absorption des compléments alimentaires des glucides et des protéines. Ce système est composé de capillaires sanguins, regroupés vers la veine porte, celle-ci se déversant vers le foie

Cycle de la bile : ce sont ces composés rejetés par la bile dans l'intestin grêle et réabsorbés par l'iléon terminal .Les autres composants lipidiques sont absorbés avant.

Beaucoup de faiblesses proviennent en partie de l'intestin grêle qui est devenu *poreux* pour de nombreuses raisons (mode de vie, alimentation déséquilibrée, antibiotiques).

Une bonne part des *compléments alimentaires solubilisés* est absorbée par l'intestin grêle au niveau de *l'Iléon,* partie terminale de l'intestin grêle.

L'intestin grêle joue un rôle autant dans les infections, les absorptions et le système immunitaire.

Lorsque la mesure du *système immunitaire* est haute, l'intestin grêle doit être immédiatement contrôlé. En cas de faiblesse auto-immune, les propres anticorps attaquent un organe ou un métabolisme.

Le dialogue entre le thérapeute et le patient s'impose.

Les *causes de perméabilité* de l'intestin grêle : chocs nerveux, stress, médicaments (antibiotiques), alimentation déséquilibrée, mauvais entraînement, mauvaise pratique sportive.

Il faut souligner que chez les personnes nées par césarienne, les points nerveux de mesure de la naissance et du dysfonctionnement de l'intestin (flore) sont étroitement liés.

La médecine n'a pas de protocole pour ce type de faiblesse que je traite avec des compléments alimentaires qui vont restaurer la muqueuse.

2. Les allergies

Les allergies peuvent être confondues avec des maladies comme la maladie de Lyme ou la fibromyalgie ou encore un manque de vitamines. L'allergie est sous-estimée. Pourtant les conséquences peuvent être lourdes et handicapantes.

- Le gluten

Vous me dites gluten, parce que c'est la mode : C'est ce que j'entends lors des mesures. L'allergie au gluten peut être délétère aussi bien pour les yeux, les oreilles, la bouche que pour le système digestif. Lorsque le point de l'allergie retrouve l'équilibre en testant le produit adéquat, une multitude d'autres points (jusqu'aux articulations) reviennent aussi à l'équilibre. Tout est lié. La source provient du *système biliaire et du foie*.

Quand ce sont des *allergies exogènes* (poussières, microparticules), les particules sont absorbées et passent par le poumon puis le foie. Ils peuvent s'associer à du glucose ou du sodium. L'allergie devient *endogène.*

La première réaction des personnes est de supprimer le pain mais *le gluten se trouve partout* (même dans la bière). Alors il vaut mieux connaître l'origine qui est un métabolisme du foie (catabolisme) qui ne fonctionne plus correctement. L'origine de ce dérèglement peut être médicamenteuse (vaccin hépatite B), ou l'hépatite A, B et C dont la mesure correspond de nouveau à la même zone du foie que les deux autres (A et B) mais le complément alimentaire est différent. Il est possible de limiter certains aliments mais c'est par la complémentation qu'on peut éviter les problèmes en relançant les catabolismes encrassés (rétention d'eau, cycle de l'urée).

Pour les *personnes âgées allergiques* au gluten ; je leur demande s'ils n'ont pas de pertes de mémoire, des difficultés d'élocution. Si c'est positif, ils me répondent que c'est l'âge. Or quand je mesure l'hippocampe, les mesures ne dépassent pas la valeur de 40. On peut se poser la question sur le devenir de cette allergie…

D'autres allergies (*peau, poumons –asthme-, médicaments,….*) sont très souvent la cause de beaucoup de maux soignés par des corticoïdes, l'aspirine, ces derniers ne régulant pas l'organe principal responsable des allergies : *le foie* (radicaux libres, protéines associés au glucose).

Autre type d'allergie : *l'huile d'olive* qui représente moins de pourcentage d'allergies que le gluten mais un fait assez bizarre en ressort. Les personnes allergiques à l'huile d'olive ont un caractère très équilibré ; or l'huile d'olive n'est pas équilibrée. Une huile équilibrée contient des omégas 3-6-9. L'huile d'olive n'a pas d'omégas 3. Cela fait sourire les gens et pourtant cela correspond aux traits de caractère de la personne. L'idéal est de couper l'huile d'olive avec une huile riche en oméga 3 (huile de noix par exemple). L'oméga 6 est un élément inflammatoire.

Ces allergies non traitées, combinées avec le changement métabolique, le stress oxydant et une diminution de la souplesse des membranes cellulaires dus à l'âge peuvent se transformer en artériosclérose par exemple.

Le Lait : lors de mesures certains organes étaient enflammés. Le testeur du lait en poudre amplifiait cette inflammation ciblée entre autres l'intestin grêle. Il n'y a pas de solution antiallergique d'autant que les excipients des médicaments et l'homéopathie sont à base de l*actose*. Par contre il est possible d'éliminer le lait et de manger de façon limitée ce qui est fermenté (beurre, certains fromages).

Des *vaccins* ont été mis au point pour certaines conséquences virales (zonas issus d'une maladie primaire de jeunesse, herpes, papillomavirus qui peut déboucher sur un cancer). Ces vaccins peuvent avoir des conséquences fâcheuses avec l'âge. On ne connaît que quelques organes touchés par le virus de jeunesse mais pour *la rate, le pancréas*….on ignore les répercussions. Lors des mesures, je suis surpris de voir qu'une glycémie (mesure du pancréas) peut être issue d'un problème viral (testeur). Evidemment le côté *choc (nerveux ou accidentel*) a aussi son importance et je suis obligé de revérifier plusieurs fois le même point du pancréas avec différents testeurs (antiviral, anti-inflammatoire) ; sachant que chaque anti-inflammatoire naturel a ses propriétés ciblées par organe. Le point du méridien des allergies est sensible au testeur antiviral ce qui est contraire aux connaissances actuelles.

3. Problème nerveux

Il faut *distinguer la dépression du burn out*. Les symptômes se ressemblent mais l'origine n'est pas la même. La dépression est un problème *purement nerveux* affectant les neurones alors que le *burn out est un problème hormonal* affectant les neurones par l'intermédiaire du Thymus.[24]

Le lien entre l'hypophyse, l'hypothalamus et les symptômes nerveux sont à contrôler ainsi que le système hormonal. C'est avec un testeur précis, que l'on peut redresser le flux hormonal, les points nerveux se régulant automatiquement.

---

[24] Le thymus est l'organe lymphoïde situé derrière le sternum, devant la trachée, et dont le volume diminue après la deuxième année de la vie. VO : vulgaris medical.

Malgré mes explications, algorithme à l'appui (principes de mesure de l'électro-acupuncture), les personnes ont du mal à comprendre ce qui leur arrive.

L'origine des dépressions nerveuses peut être diverse, aussi bien une allergie (les stupéfiants) qu'un régime alimentaire anarchique (anorexie, boulimie), qu'un choc nerveux temporel ou répétitif.

Lors de mesures d'un groupe de jeunes d'environ 18-20 ans, hospitalisés pour *schizophrénie*, les points nerveux touchant même le système végétatif (archicortex, noyaux bulbaires) étaient également touchés (mesures au-dessus de 70 au lieu de 50). Pour être sûr du diagnostic, j'ai dû mesurer en même temps les médicaments du traitement. Aux questions posées à ces jeunes hommes, en présence des parents, ils me certifiaient n'avoir pas touché aux produits illicites (stupéfiants). Une fois en confiance, ils ont avoués qu'ils avaient « goûté » à ces produits. La question que l'on peut se poser c'est l'absorption de ces produits qui ne touchent pas comme l'aspirine les jonctions nerveuses mais se logent dans certains repères du cerveau ce qui risque de changer toute leur personnalité. Toutes les personnes ayant touché à ces produits ne sont pas concernées par ce processus.

Chez les *autistes*, certaines zones du cerveau étaient très actives (aux environs de 55-60 au lieu de 50) et d'autres étaient au-dessus de 70 comme pour les schizophrènes. L'approche n'est pas la même d'une part les zones mesurées sont différentes et d'autres part ces personnes ne communiquent pas avec le thérapeute. Deux ou trois remèdes (testeurs) ont permis d'obtenir des résultats mais les recherches en sont restées là ; il s'agit *d'un terrain glissant* .

La maladie de Parkinson : il est impossible de donner un complément alimentaire tant que la personne est sous traitement. Etant chercheur et non thérapeute, il aurait fallu revoir ces personnes plusieurs fois pour apaiser les effets secondaires. Leur médicamentation (mis à part la dopamine) traite plus les effets secondaires (l'un par rapport à l'autre). Un essai a été entrepris, environ 5 visites et cela lui a permis de reprendre une rééducation pour pouvoir marcher. C'est la *coenzyme Q10 et QH* pris en grosses quantités qui a permis d'obtenir des performances physiques, des capacités intellectuelles et de l'humeur.

La tachycardie fait partie aussi de l'environnement nerveux (système autonome cardiaque). Dans la mesure du thalamus, il y a un problème de lien avec cette tachycardie. Le néocortex peut effectivement avoir un rôle sur le système nerveux autonome cardiaque. Ce phénomène est similaire pour les chocs nerveux. Mais en mesurant trois fois la personne, j'ai remarqué une insuffisance cardiaque. Est-ce une conséquence du symptôme de la tachycardie ? Je n'ai pas pu revérifier ces personnes pour connaître les résultats.

Les conséquences de la tachycardie peuvent être dramatiques jusqu'à la transplantation.

Dans tous ces cas de figure, je leur ai demandé de consulter un cardiologue.

4. Les faiblesses auto-immunes

Elles proviennent essentiellement de l'intestin grêle (anticorps IgA, IgG, IgM, IgE, IgD) telles que polyarthrite rhumatoïde, sclérose en plaque, lupus, sclérodermie, Hashimoto, Basedow, maladie de *Berger*….

L'avantage des mesures, c'est qu'on peut détecter les faiblesses simultanément du système immunitaire et de l'intestin. Si la faiblesse semble assez grave, il vaut mieux contrôler *l'équilibre acido-basique*. En cas d'*acidose*, la maladie est bien installée. Le dialogue est extrêmement dur avec les personnes concernées surtout quand elles sont jeunes (entre 25 et 30 ans). Très souvent elles reviennent se faire mesurer car elles se sont renseignées sur les maladies auto-immunes. Par contre, d'autres personnes estiment que l'école de médecine actuelle est capable d'éradiquer le problème alors qu'aucun protocole de l'école de médecine ne stoppe pas l'évolution.

Selon les mesures d'électro-acupuncture et les résultats obtenus, les maladies auto-immunes proviennent d'un *dysfonctionnement de l'intestin grêle* et d'une mauvaise programmation de certains *anticorps* dans le système lymphatique de l'intestin grêle attaquant les propres organes.

5. Faiblesses organiques diverses

L'intestin grêle est au centre de notre santé, car la grande majorité de notre système immunitaire et donc la protection de notre corps se trouve dans les intestins. Des maladies peuvent résulter de cette étroite association de la flore intestinale avec notre système immunitaire, qui n'a, à première vue, aucun rapport avec l'intestin.

Il en découle des pathologies dites *d'encrassage,* auto-immunes et virales détectées par les mesures EAV. Les plus courantes :

- au niveau cutané : acné, eczéma, urticaire
- au niveau digestif : colites, maladie de Crohn, rectocolite hémorragique, hélicobacter pilori (viral), diabète type II qui peut être viral
- au niveau bronchique : bronchite, asthme, angine blanche (viral)
- au niveau de la sphère ORL : otites, angines, sinusites, rhinites, yeux jusqu'à la cécité

- au niveau des tendons et muscles : tendinites, douleurs musculaires chroniques, muscle cardiaque (peuvent être viral)
- au niveau cérébral et de l'oreille interne : migraines, schizophrénie, autisme

En conclusion

Les mesures sont un *révélateur* qui permet d'alerter la personne. Les causes des faiblesses et leur traitement sont aussi vérifiés avec l'électro- acupuncture, ce qui montre l'intérêt de cette méthode.

CHAPITRE 9

Interprétation des mesures. Panorama des principales faiblesses détectées chez les hommes et les femmes

Les effets du vieillissement

Francine SUMMA : *Monsieur SCHLIENGER, quand vous faites vos mesures vous devez les interpréter, faire un diagnostic et vérifier qu'il est bon. Pouvez-vous nous dire comment vous procédez ?*

Angelo SCHLIENGER : Je vous rappelle que j'ai fait des études de médecine à 58 ans et je reste toujours très intéressé aux développements et aux nouveautés médicales. Le fait d'avoir été autodidacte dans d'autres domaines, m'a permis de garder le même rythme et la même approche méthodique d'apprentissage.

Avant la mesure, pour gagner du temps, je demande à connaître les symptômes de la personne désirant avoir un bilan. Toutes les personnes ne sont pas de bonne foi. Peu importe, le test permet de mettre à jour les déséquilibres énergétiques et évidemment organiques. Le problème c'est le temps perdu…

Le *dialogue* est important ; il est également primordial d'*expliquer* les mesures au fur et à mesure de l'évolution ainsi que le fonctionnement des différents organes et leurs faiblesses.

Si la personne qui mesure n'a pas les bases de l'école de Médecine, ne connaît pas parfaitement les symptômes visuels, les points appropriés et les contenus des testeurs, permettant de poser les bonnes questions, elle ne pourra pas cibler le véritable problème.

SECTION 1. L'INDICATEUR ESSENTIEL : L'ÉQUILIBRE ACIDO-BASIQUE

Notre corps s'efforce continuellement d'équilibrer le pH de nos fluides. Parfois nos excès alimentaires, efforts physiques, faiblesses (auto-immunes, ostéopénie, glycémie…), effets secondaires ne sont pas totalement régulés par notre corps. De ce fait, notre équilibre acido-basique est perturbé, il devient *trop acide ou trop alcalin.*

Dans un organisme en bonne santé, l'élimination des acides et des bases s'effectuent de manière cyclique, tout comme dans la nature, les marées.

Le *pH*, scientifiquement appelé *Potentiel Hydrogène*, permet de définir le degré d'acidité d'un milieu. L'échelle de mesure va de 0 (totalement acide) à 14 (totalement basique), sachant que 7 correspond à un pH neutre.

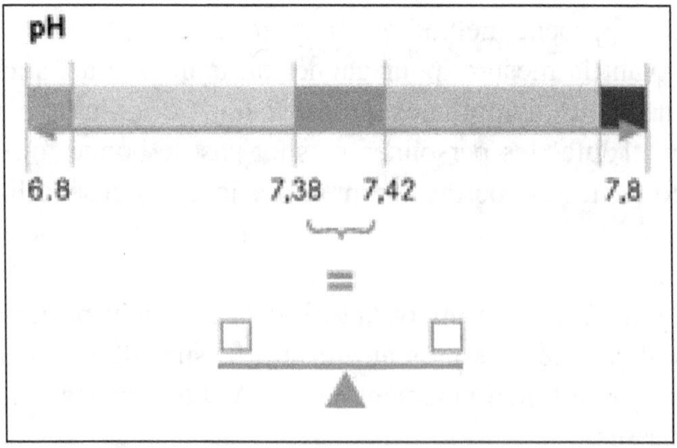

Dans notre corps, la mesure du pH normal est :

- entre 7.38 et 7.42 (valeurs optimales) dans le sang. Les variations au-delà de ces limites peuvent avoir de désastreuses conséquences (acidose / alcalose).
- compris entre 6.5 et 7.5 dans l'urine
- 5,2. sur la peau
- 2 pour l'estomac
- 6 pour l'intestin grêle
- 8 pour le gros intestin
- entre 7.31 et 7.34 pour le liquide céphalo-rachidien

Avant les mesures, le fait de vérifier le pH de la peau permet d'avoir une indication sur d'éventuelles faiblesses organiques de la personne.

Après les mesures, le pH de la peau conforte le diagnostic fait ou indique une autre faiblesse

Les facteurs rentrant en ligne de compte pour maintenir l'équilibre acido-basique dans le corps sont :

- les sels organiques des minéraux et oligo-éléments (tampon ouvert)
- le tampon de phosphate (tampon ouvert)
- la protéine du plasma (tampon fermé)
- l'hémoglobine, le colorant rouge du sang (tampon fermé)
- intercellulaires, protéines (tampon fermé)
- les bases tampon du système produisant du bicarbonate de sodium (reins…)

Un tampon fermé ne peut s'échapper de l'organisme contrairement à un tampon ouvert.

A concentration égale, un tampon ouvert est plus efficace qu'un tampon fermé.

Répartition des tampons dans l'organisme[25]

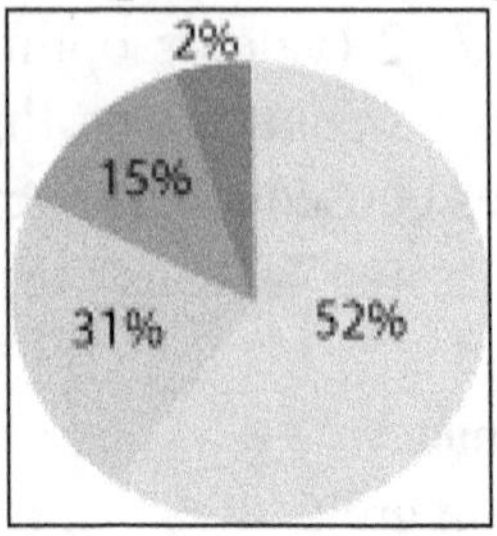

Figure 1

1 Tampon de phosphate 2%
2 Tampon de protéine 15%
3 Tampon de bicarbonate 52%
4 Tampon d'hémoglobine 31%

Il est possible de corriger certaines petites acidoses liées :

- au mode et style de vie (tampon phosphate – tampon bicarbonate)
- à la mauvaise respiration (65 ans et plus ou fumeurs). A préciser qu'il est difficile d'obtenir un résultat fiable avec une personne qui fume, la nicotine étant alcaline donc fausse les résultats)
- à l'anémie (hémoglobine) ou à l'hémorragie (règles)
- au dysfonctionnement du rein. Ex : un jeune homme venant se faire mesurer, se trouvant en acidose immédiatement, montre une faiblesse très souvent rénale et le plus souvent lié à une maladie auto-immune.

[25] *Une solution tampon est une solution qui maintient approximativement le même ph malgré l'addition de petites quantités d'un acide ou d'une base ou malgré une dilution Si l'un de ces trois critères n'est pas vérifié alors la solution est une solution pseudo-tampon....* Wikipedia.

Principales causes d'acidose métabolique

- Production augmentée d'acide métabolique : acide lactique, acidocétose, intoxication.
- Perte de bicarbonate due à des diarrhées, disfonctionnement tubulaire proximale, problème urétrale, effets secondaires de l'ingestion de certains médicaments.
- Excrétion rénale d'acide diminué : insuffisance rénale diminuée.
- CO2 dissous excessif : insuffisance respiratoire.

Il s'agit des principales causes médicales mesurables soignées souvent en milieu hospitalier.

Nous développons les causes des légères acidoses provoquant les pires ennuis et maladies du système végétatif mais il faut savoir qu'aucun être humain ne se ressemble.

Par contre, *sur un plan végétatif*, on constate (dans un corps en bonne santé) différents profils. *Le profil dépend du tempérament, de l'environnement ainsi que des faiblesses congénitales ou des faiblesses acquises (maladie, accident, travail) pendant l'encours vécu.*

Neuf profils ont été créés par rapport aux différentes mesures à partir des testeurs sodiques : *énergie, peau, respiration, stress, cœur, métabolisme, élimination, régulation, 50ans et plus*.

Pour expliquer les différents profils, nous nous baserons sur l'hologramme ci-dessous :

Modèle de profil végétatif

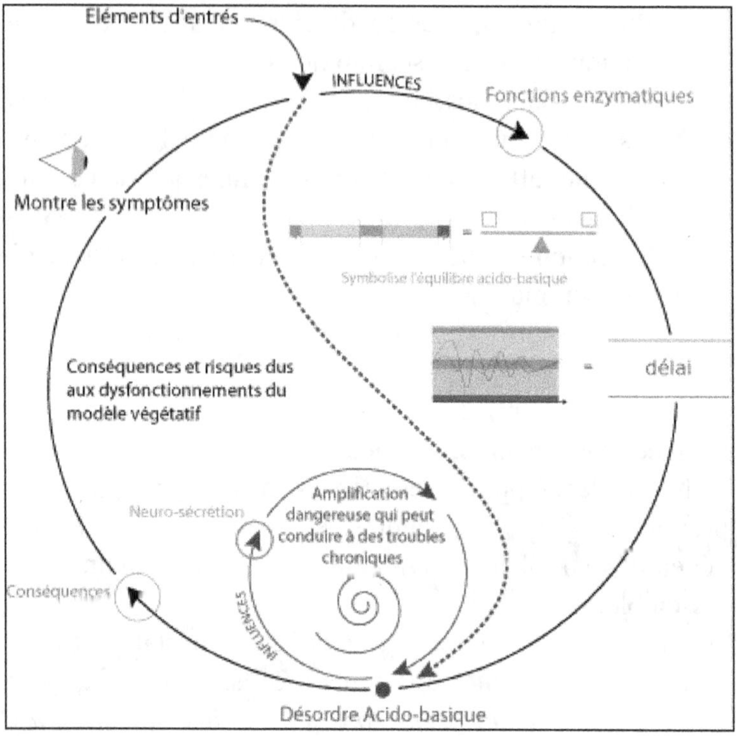

PROFIL 1. L'énergie

Notre système environnant (familial, de travail), ainsi que la volonté de conduire dans le respect de la vie et de l'hygiène nos affaires courantes devient de plus en plus épuisant et sollicite notre corps de la même manière. Ce dernier puise une partie de son énergie à l'aide d'une *hormone : lanoradrénaline*.

Pour atteindre l'équilibre, le métabolisme ressemble fort à la gestion consciente que vous exercez en général. Dans ce cas bien précis, au vue des fluctuations, le corps subit immanquablement un déséquilibre dans le système neurovégétatif : légère pointe de glycémie, lactate, acide lactique qui peuvent entraîner une légère acidose et alcalose respiratoire, c'est-à-dire un *désordre acido-basique.*

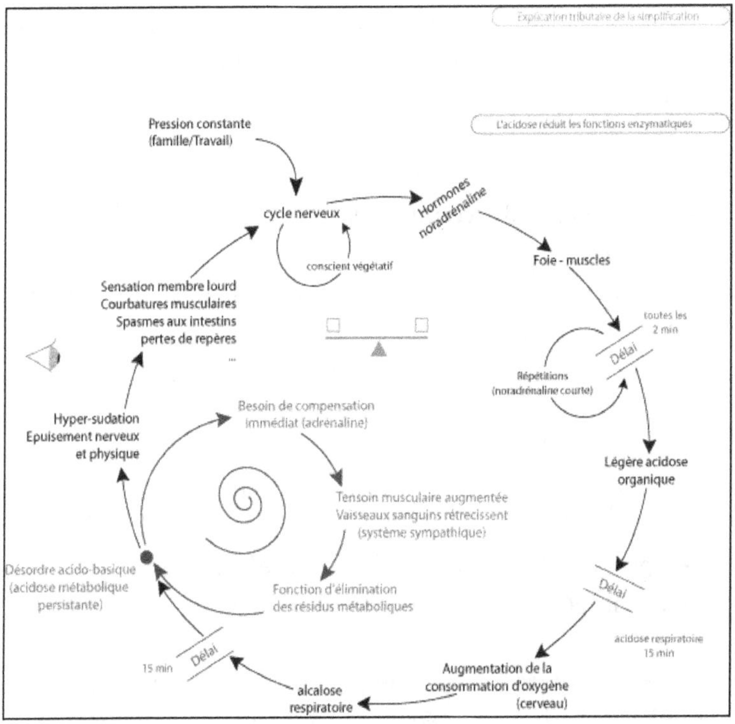

Exemple d'un phénomène actuel : la femme d'aujourd'hui accumule les charges de travail (travail à l'extérieur, maison, enfants, repas, courses). De ce fait, elle a de moins en moins de temps pour s'occuper d'elle... et les symptômes de fatigue s'infiltrent sournoisement. Des signes d'hypoglycémie apparaissent alors : baisse d'énergie, manque de concentration, saute d'humeur, irritabilité, prise de poids, etc...

Ces phénomènes, provoquant un impact sur les facteurs émotionnels, rythmes de vie et de sommeil, sont souvent négligés. Or, ils sollicitent les fonctions hormonales et neurovégétatives et affectent ainsi l'état physique et psychique, suivi d'un *désordre acido-basique.*

La corrélation entre un pH acide (acidose) et le système nerveux occasionne souvent une incidence sur le comportement et le psychique. Ne serait-ce pas là une *sonnette d'alarme ?*

Lors des mesures d'une femme en pleine ménopause et en pleine santé, les points du profil n° 1 sont remesurés afin de constater d'éventuels dérapages :

- chocs nerveux spatio-temporels
- système hormonal (hypophyse – thyroïde – surrénales - ovaires)
- mesure du foie (17 points)
- mesure de la musculature périphérique
- mesure du poumon (vérifier que la performance soit équilibrée : le cas contraire, il faut changer de profil => n° 3)
- points allergiques (fonctions d'élimination)
- problème de la circulation du sang

Ces faiblesses peuvent être traitées par une complémentation adaptée.

Ensuite, d'autres mesures tels que le pancréas, organes génitaux sont effectuées par rapport à un autre hologramme.

PROFIL 2. Le bien-être corporel (peau)

La peau joue un rôle essentiel *de barrière* contre le monde extérieur (incidences de l'environnement) ainsi que d'importantes fonctions d'élimination comme, par exemple, l'évacuation d'impuretés inutilisables. Lorsqu'elle est saine, la peau est une barrière hors pair contre les bactéries, les champignons et les virus. *L'état de la peau donne au thérapeute de précieux renseignements sur la santé de l'organisme.*

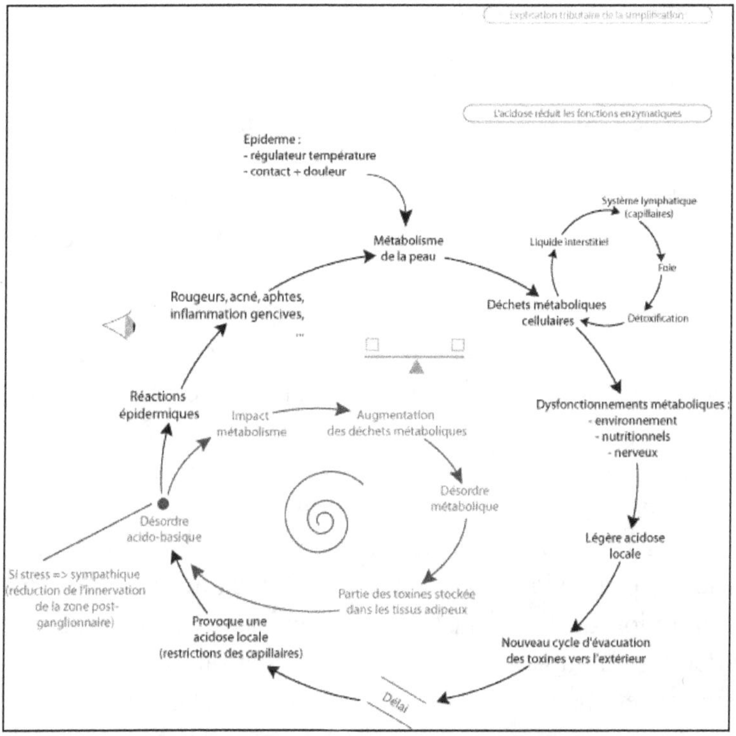

Seul l'aspect métabolique a été traité et le côté psychologique effleuré dans le schéma sans véritablement le développer sachant qu'il accentuerait un phénomène amplificateur.

La complexité du métabolisme de la peau, dirigée par l'*hypothalamu*s (situé dans le cerveau), ne peut se comprendre qu'en faisant des analogies par rapport à la vie courante. L'être humain a tendance à ne s'occuper que de l'essentiel et à négliger ce qui est secondaire (hygiène, organisation de son temps). L'hypothalamus réagit de la même manière en délaissant une partie du métabolisme de la peau (réduction passages par les capillaires) empêchant la circulation d'éléments essentiels, provoquant ainsi des « zones de solitude » et l'expulsion de certains résidus métaboliques cellulaires *(désordre acido-basique)*.

On constate que certains arcs réflexes peuvent être pris comme « outil » par l'hypothalamus (thermostat de notre système neurovégétatif) pour pouvoir planifier son énergie qui pour lui ne nécessite pas d'urgence. Dans ce cas, il prend l'option de ne pas s'occuper de certaines zones corporelles de la peau ou des épithéliums. La peau perd une partie de ses propriétés de rempart contre les agressions externes, d'élasticité et de propriétés métaboliques (sudation, recyclage, absorption vitamine D…). Cette "catalepsie acide" ou zone de désordre acido-basique est indécelable dans le sang.

Les problèmes de peau peuvent également être des arcs réflexes génétiques se manifestant auprès de personnes possédant des caractéristiques similaires.

Lors de la ménopause ou andropause, le vieillissement de la peau s'accentue. Il peut être caractérisé par une altération du tissu élastique, un épaississement fibreux du derme, un aplanissement de la jonction dermo épidermique et une diminution du nombre de mélanocytes.

Lors des mesures d'une femme ou homme de plus de 50 ans et en pleine santé, les points du profil n° 2 sont remesurés afin de constater d'éventuels dérapages :

- points de la peau (6 mesures - zones du corps au niveau du pied)
- système lymphatique - microcirculation (environ 15 points)
- foie
- chocs nerveux
- estomac – rate – pancréas
- organes du haut (bouche – dents – gencives – aphtes pour lesquels il n'y a qu'un antiviral qui puisse agir)

PROFIL 3. La respiration

Pour beaucoup d'adultes, mais également de plus en plus d'enfants, pouvoir respirer à pleins poumons et sans entrave n'est pas une évidence. Les maladies des bronches, les réactions allergiques jusqu'à l'asthme bronchique ainsi que les mucosités qui encombrent de façon chronique les voies respiratoires suite à des infections, leur rendent la vie difficile. (Ils sont en constant *désordre acido-basique*).

Au vue de la surface développée du poumon (200 m²), le manque de suivi ou d'hygiène affecte non seulement l'échange gazeux mais aussi l'intrusion d'éléments pathogènes et microbiens générant une acidose respiratoire quasi continuelle ; cette dernière pouvant créer à son tour le véritable *désordre acido-basique* général.

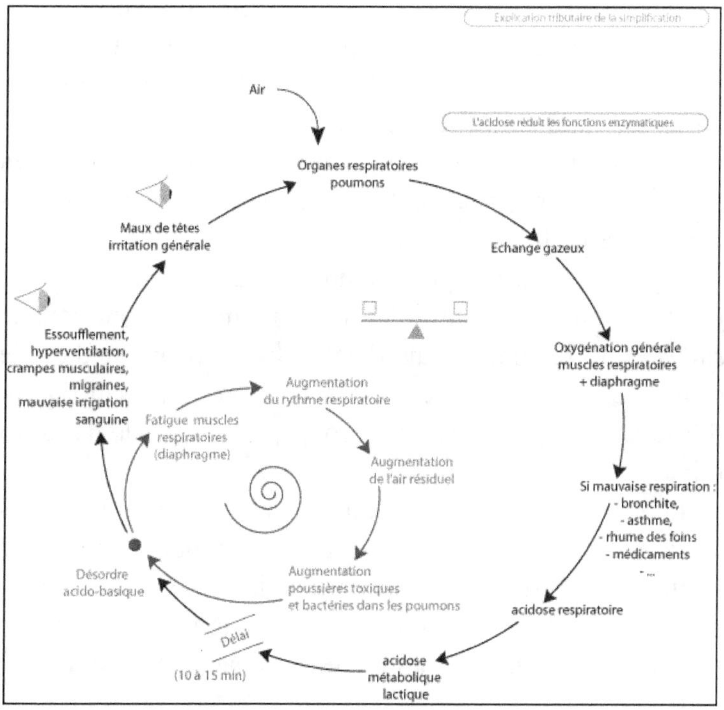

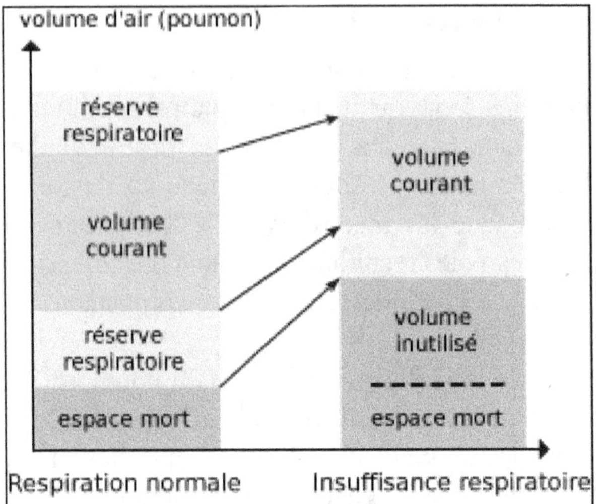

Schéma : fonction respiratoire

On constate, que ce soit l'obstruction respiratoire (asthme, mucosité, etc.…) ou le manque d'exercice rythmé des muscles périphériques, le volume courant diminue pratiquement de moitié.

Les *poumons* constituent avec le *foie et les reins* les trois régulateurs présents dans le corps. Le pH ne doit pas varier plus de 0,04.

Il y a déjà, par définition chimique, un handicap entre le CO2 (résidu de l'air utilisé par les organes dissout dans le sang) et l'O2 (nouvel air dissout très lentement dans le sang). C'est-à-dire que l'effet tampon nécessaire pour retrouver l'équilibre est beaucoup plus long (de 10 à 15 minutes).

Pour les personnes souffrant d'allergies, une rétroaction sur leurs problèmes est nécessaire. La connaissance de ses habitudes, la prise de conscience de la musculature nécessaire aidant à la respiration, accompagnées d'exercices adaptés (massages thoraciques, chant…), paraissent indispensables pour maintenir l'équilibre cardio-pulmonaire.

Lors des mesures d'une *femme ou homme de plus de 50 ans* et en pleine santé, les points du profil n° 3 sont remesurés afin de constater d'éventuels dérapages :

- poumons
- bronches
- muscles + appareil locomoteur (ossature – articulations)
- diaphragme
- foie (17 points)
- allergies
- système nerveux
- chocs + faiblesses nerveuses (douleurs, maux de tête)

PROFIL 4. L'anti-stress

Souffrance des temps modernes, le stress augmente d'une façon exponentielle et est encore mal reconnu de nos jours. Il ne s'agit pas seulement de la frénésie de la vie quotidienne ou la pression psychique de l'environnement (familial ou professionnel) mais surtout de chocs émotionnels (perte d'emploi, divorce, mort d'un proche, déménagement, traumatisme physique). Les conséquences peuvent être dramatiques dans certains cas : prise de poids, apparition de pathologies graves…

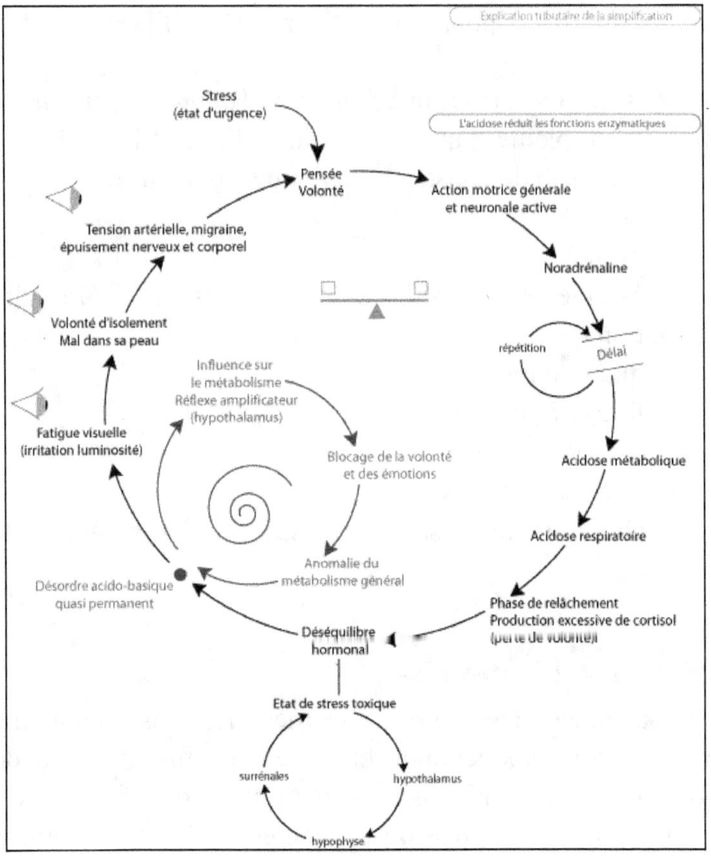
Explication tributaire de la simplification
L'acidose réduit les fonctions enzymatiques
Stress
(état d'urgence)
Pensée
Volonté
Action motrice générale
et neuronale active
Noradrénaline
répétition
Délai
Acidose métabolique
Acidose respiratoire
Phase de relâchement
Production excessive de cortisol
(perte de volonté)
Déséquilibre
hormonal
Désordre acido-basique
quasi permanent
Anomalie du
métabolisme général
Blocage de la volonté
et des émotions
Influence sur
le métabolisme
Réflexe amplificateur
(hypothalamus)
Fatigue visuelle
(irritation luminosité)
Volonté d'isolement
Mal dans sa peau
Tension artérielle, migraine,
épuisement nerveux et corporel
Etat de stress toxique
surrénales
hypothalamus
hypophyse

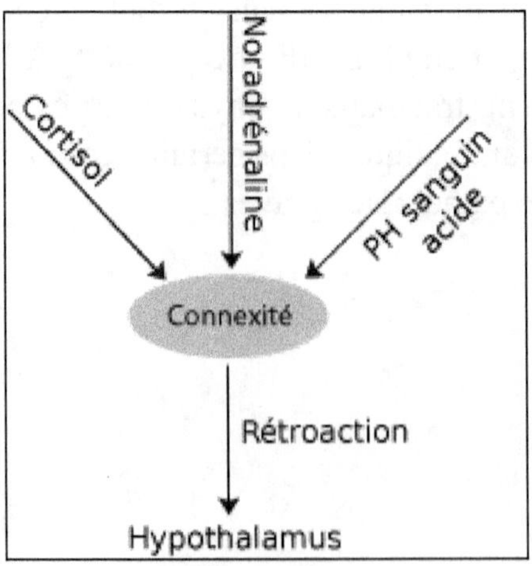
Cortisol
Noradrénaline
PH sanguin
acide
Connexité
Rétroaction
Hypothalamus

Un *métabolisme stressé* se définit par la prise en charge de l'axe hypothalamus/hypophyse/surrénales, donnant lui-même des informations *erronées* au conscient et débouchant sur un cercle vicieux. Les personnes atteintes de ce phénomène éprouvent du mal à reprendre le dessus : le déséquilibre neurovégétatif se généralise et le psychique « s'atrophie ». Le *désordre acido-basique* est quasiment constant, amplifié par le cycle d'hormones « de stress » (problème de l'acidose dans le liquide céphalo-rachidien).

Il est de plus en plus prouvé, que *les fonctions physiques sont en étroites relations avec les fonctions neuropsychiques.*

Les personnes stressées ont un profil *d'anxiété passive et d'isolement.*

Lors des mesures d'une femme ou homme de plus de 50 ans et en pleine santé, les points du profil n° 4 sont remesurés afin de constater d'éventuels dérapages :

- chocs nerveux
- pendant la mesure, comportement de la personne. Vérifier problème de concentration et discussion disparate)
- mesures des muscles périphériques
- organes
- système hormonal (hypophyse – thyroïde – *surrénales* - ovaires) – Ne pas confondre avec le burn out
- rate et pancréas
- organes inférieurs

Certaines mesures peuvent se révéler énigmatiques.

PROFIL 5. Renforcer son cœur

Le cœur est un muscle strié, solidaire dans de nombreux cas avec les poumons.

Par exemple, il accuse, lors d'une légère apnée du sommeil ou dans certaines situations d'anxiété ou dans certaines positions assises (voiture), d'un trouble du rythme cardiaque et de sa performance systolique.

Les dysfonctionnements métaboliques chroniques de l'environnement cardio-pulmonaire se traduisent souvent par une mauvaise irrigation sanguine et une diminution nutritionnelle de ses tissus et organes. *Le cœur et l'appareil circulatoire* sont extrêmement sensibles à l'acidose. Lorsque les capacités tampons du sang sont épuisées et qu'elles n'arrivent plus à maintenir le pH à une valeur optimale, le système accuse un *désordre acido-basique* : il est en danger.

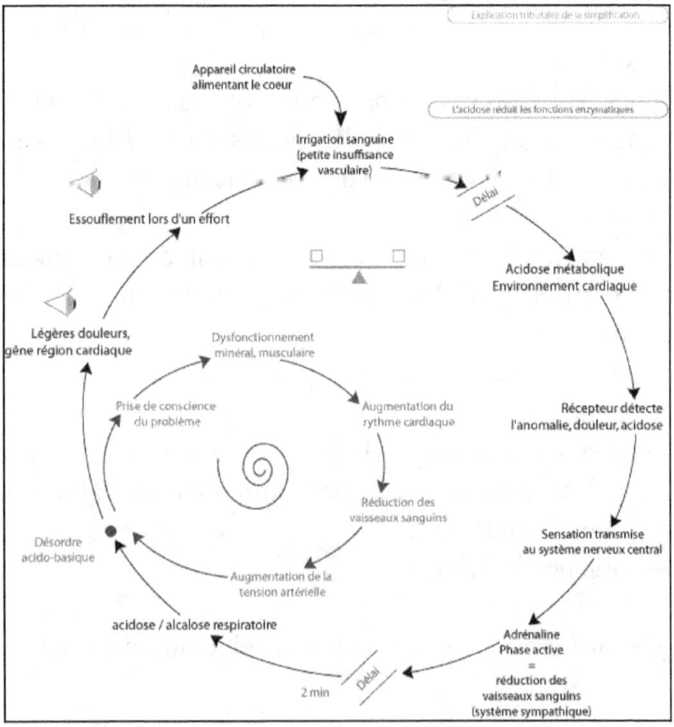

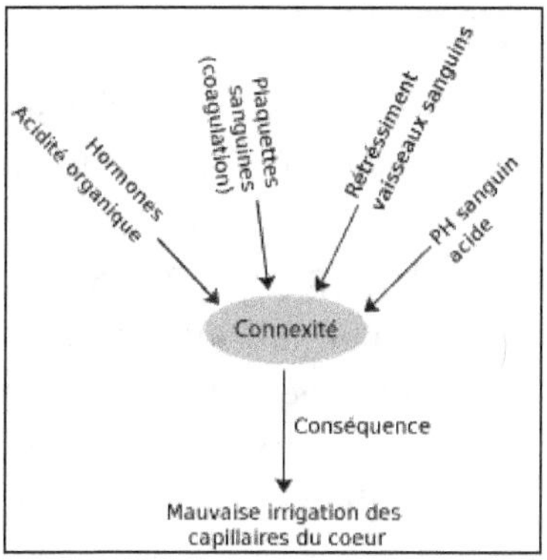

L'importance de la connexité

Le cœur est le muscle vital nécessitant un *apport continu en oxygène et éléments*. Dans le cas contraire, la prise de conscience se fait sur le champ et peut effectivement mal se traduire par le système neurovégétatif qui passe dans une procédure *sympathique,* c'est-à-dire néfaste pour le calcium nécessaire et vital pour le cœur. L'organisme tente de pallier ce déficit en *augmentant la pression artérielle*. Le déroulement de ces mécanismes peut conduire jusqu'à *l'infarctus*.

Lors des mesures d'une femme ou homme de plus de 50 ans et en pleine santé, les points du profil n° 5 sont remesurés afin de constater d'éventuels dérapages :

- circulation du sang (cheville enflée, ventre ballonné)
- recherche éventuels de cholestérol et triglycérides
- mesure de la microcirculation
- reins
- foie (17 points) – cycle de l'urée
- hormones
- environnement du muscle cardiaque
- myocarde
- poumons – attention légère rétention d'eau
- système nerveux périphérique et système nerveux cardiaque (tachycardie – arythmie)
- estomac (ballonné)

PROFIL 6. Le métabolisme

Notre métabolisme énergétique demeure complexe et partiellement inconnu. Notre principal carburant énergétique est *le sucre : glucose*. Une de ses propriétés est l'absorption à 100 % par l'organisme (et non par les cellules). Glucose, ne veut pas uniquement dire sucre mais également *indice glycémique* qui serait le terme approprié. En cas de non absorption immédiate par les cellules, il devient *toxique.* Dans l'environnement alimentaire de la société actuelle, les 3/4 des aliments accusent d'un indice glycémique élevé, souvent conjugué à une acidité.

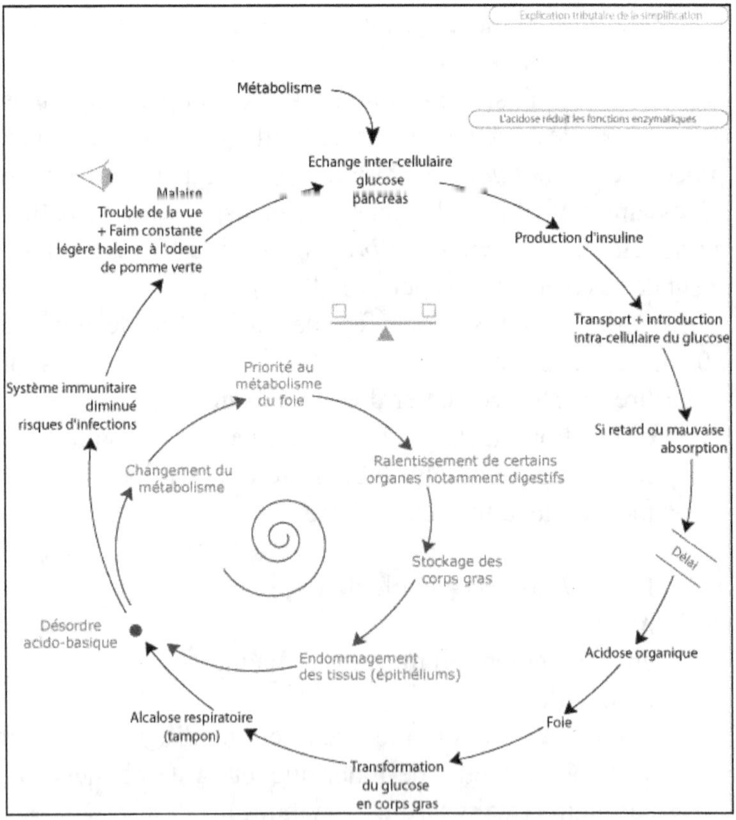

Au moment de l'absorption des aliments d'indice glycémique élevé, une acidité métabolique *(acidocétose)* est irrémédiablement provoquée, tamponnée partiellement par une alcalose respiratoire, débouchant sur un *désordre acido-basique* constant. Le système immunitaire s'en trouve affecté.

Une alimentation pauvre en indice glycémique (jamais supérieure à 40%), un exercice approprié ainsi qu'une qualité de concentration pendant l'exercice physique favorisent l'absorption de glucose ; ce qui aide beaucoup l'organisme à diminuer le taux de glycémie trop élevé qui, à terme (ménopause et andropause) peut provoquer de sérieux problèmes surtout au niveau du système immunitaire.

Lors des mesures d'une femme ou homme de plus de 50 ans et en pleine santé, les points du profil n° 6 sont remesurés afin de constater d'éventuels dérapages :

- mesure du pancréas (10 points)
- rate (10 points)
- foie (17 points)
- si cause vérifiée, système nerveux spatio-temporel
- circulation du sang (8 points)
- microcirculation (7 points)
- demander si trouble de la vue, faim constante, haleine de pomme verte
- remesurer pancréas avec le testeur de Maca. Si la mesure dépasse 75, c'est qu'il y a en plus un problème génétique ou une surcharge pondérale.
- Mesurer l'intestin grêle (6 points).

PROFIL 7. L'élimination

Le foie est un organe qui assure *trois fonctions vitales* : une fonction d'épuration, une fonction de synthèse et une fonction de stockage. L'apport sanguin est réalisé par l'artère hépatique, amenant le sang oxygéné, et par la veine porte ramenant le sang du tube digestif riche en nutriments. Sa double irrigation sanguine se termine par une multitude de capillaires.

Chaque cellule du corps fonctionne selon un processus ciblé et de façon continue et rejette des résidus métaboliques « toxines » (d'origine exogène et/ou endogène) recyclés par le foie (fonction d'épuration).

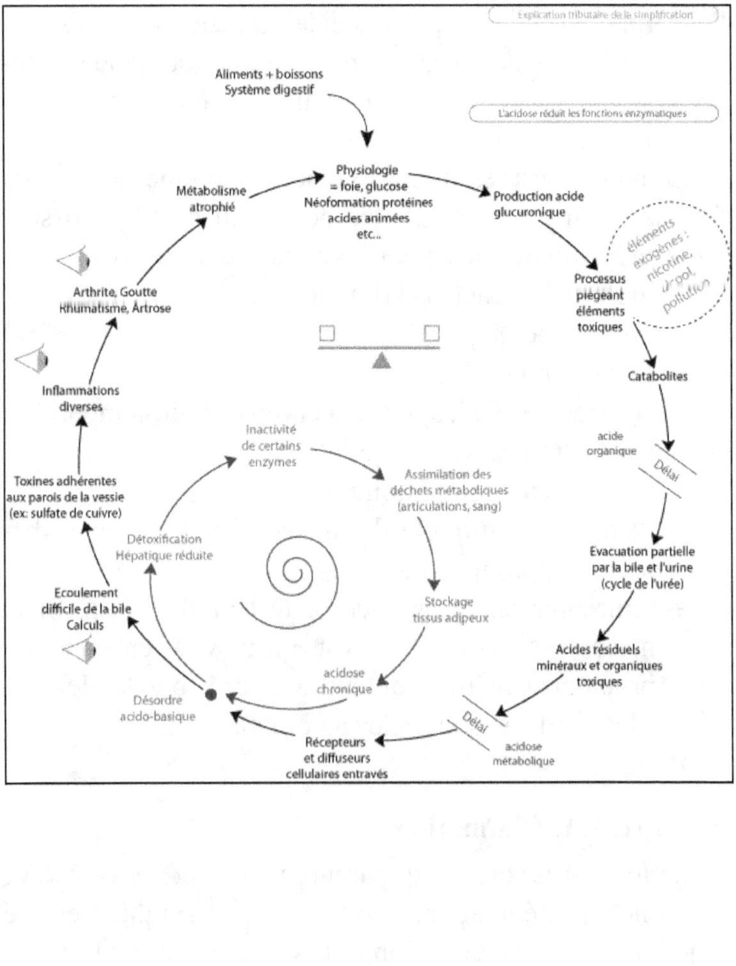

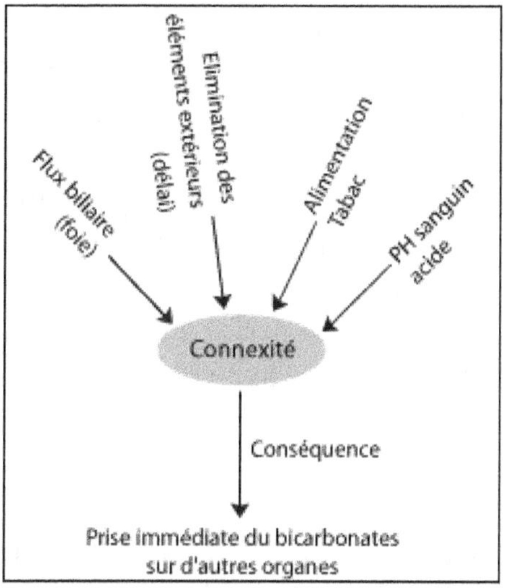

On s'aperçoit que la noblesse du foie n'arrive plus à assumer la détoxification de certains produits ingurgités ou stockés dans notre corps, ce qui entraîne irrémédiablement un désordre acido-basique affectant même le psychique !

Effectivement, le foie recycle et élimine les toxines par voie naturelle. Un foie sain produit suffisamment d'éléments enzymatiques pour assurer une détoxification de tout l'organisme.

Par contre, certains éléments exogènes toxiques atrophient le métabolisme du foie. Effectivement depuis 100 ans, notre environnement a changé et de nombreuses nouvelles molécules sont apparues ; celles-ci associées aux substances de notre corps sont inconnues par le foie qui n'a qu'une solution : capituler et laisser faire les autres organes (stockage).

Malgré la régénérescence du foie, le système neurovégétatif de celui-ci s'épuise (**désordre acido-basique**) et ne produit plus assez de remèdes pour protéger les organes et le système nerveux. La connexité d'une telle situation diminue le système de défense de l'organisme et favorise l'apparition de pathologies chroniques.

Lors des mesures d'une femme ou homme de plus de 50 ans et en pleine santé, les points du profil n° 7 sont remesurés afin de constater d'éventuels dérapages :

- chocs nerveux et les nerfs de la zone frontale
- allergies (intolérance huile d'olive, gluten, lait…)
- foie (17 points)
- pancréas, rate
- circulation du sang : triglycérides
- demander si gamma GT dans le sang et à quand remonte la dernière vaccination hépatite B
- bile (3 points)
- contrôle le volume abdominal
- mesure du duodénum (4 points)
- estomac (4 points)
- vessie
- articulations (12 points)
- ne pas oublier de revérifier les points avec le produit anti-viral.

PROFIL 8. La régulation

Les personnes, soumises à une tension sur le plan professionnel ou privé, réagissent souvent aux situations de contraintes en développant des problèmes gastriques. Notre mode de vie actuel entre autre une mauvaise alimentation (fast food), le manque d'exercice, provoquent immanquablement un dérèglement métabolique général, suivi **d'un désordre acido-basique** constant.

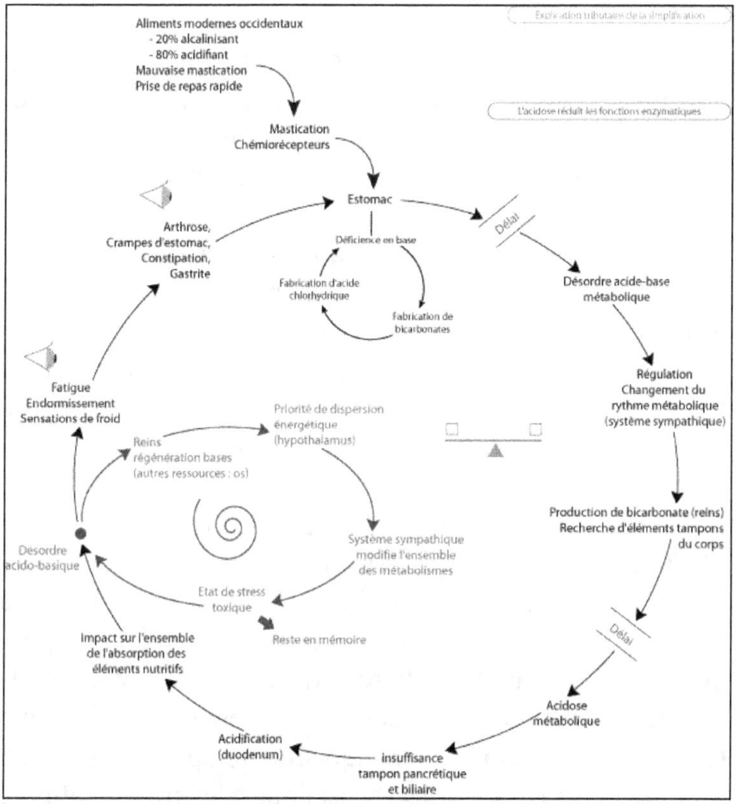

Les pH du cycle digestif se déterminent ainsi : salive/bouche (7,4 à 7,6), estomac (entre 2 et 3), duodénum (entre 6,8 et 7,2), intestin grêle (7) et colon (8). Si les aliments sont trop acides, les pH diminuent :

- de l'estomac => production de bicarbonate => acide chlorhydrique
- du duodénum => sollicite le pancréas et la bile (système tampon de 2 vers 6,8)
- de l'intestin grêle => lenteur d'absorption d'aliments indispensables
- du colon => constipation

Dans notre organisme, des chémorécepteurs buccaux envoient des messages au conscient (goût, plaisir…), quant au système neurovégétatif, il est informé et programme le rythme et la fabrication des substances digestives. Si vous mangez trop vite, les chémorécepteurs n'ont pas le temps de transmettre les informations.

En l'absence de ces informations, l'estomac ne reconnaît pas la composition résultant du mélange de la salive et des aliments (bouillie). Les changements habituels au niveau des lipides n'ont donc pas lieu et l'hypothalamus (thermostat neurovégétatif) déclenche une procédure d'urgence. Il se produit **un désordre acido-basique** pendant environ 3 heures.

Une alimentation alcalinisante (80 %) et acidifiante (20 %), avec des légumes, salades, tisanes, fruits… représente un levier indispensable. Une mastication lente (dentition soignée), dans une ambiance détendue, ne peut qu'aider le transit alimentaire. Effectivement si votre transit se trouve obstrué par une pression quelconque (contrariété, irritabilité, manque de temps), le système digestif se ralentit. Les sensations de froid, fatigue, endormissement font leur apparition. Le système « sympathique » a pris alors le relais.

Lors des mesures d'une femme ou homme de plus de 50 ans et en pleine santé, les points du profil n° 8 sont remesurés afin de constater d'éventuels dérapages :

- système immunitaire
- points de la bouche
- gorge
- estomac (4 points)
- duodénum (4 points)
- intestin grêle (6 points)
- gros intestin
- remesurer le foie et les allergies s'y rapportant

- reins
- points nerveux – stress oxydatif (surrénales)
- mesure des articulations

PROFIL 9. 50 ans+

De nombreuses femmes ont du mal à supporter la ménopause et de nombreux hommes l'andropause.

Les modifications de l'organisme entraînent des perturbations des relations chimiques, nerveuses et hormonales.

Chez la *femme,* la disparition de l'élimination des acides et des toxines acides par le biais des menstruations entraîne un problème *d'hyper acidification*, d'autant que l'équilibre acido-basique est étroitement lié au métabolisme hormonal et au système neurovégétatif.

Ménopause

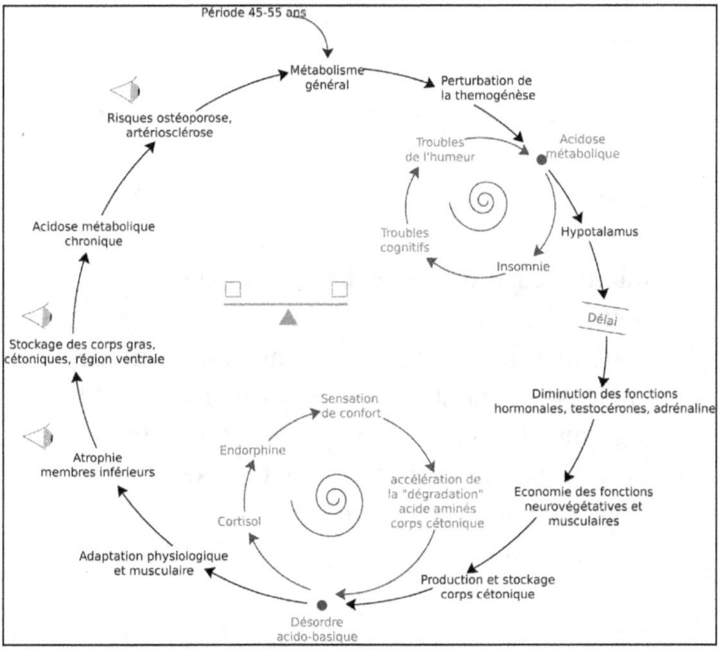

Andropause

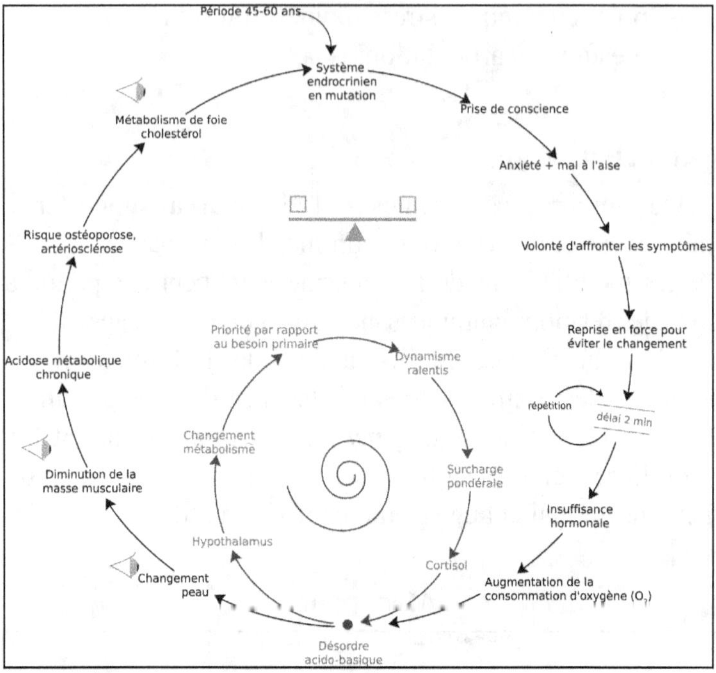

Ménopause : points mesurés

- système immunitaire
- colon
- système nerveux, chocs spatio-temporels
- microcirculation – circulation du sang
- points allergiques
- système urinaire : vessie – reins - fuites urinaires
- environnement du foie – rate - pancréas
- système hormonal – hypophyse – thyroïde
- mesure bassin colonne vertébrale (os)
- cœur – environnement cœur – muscle cardiaque
- intestin grêle
- duodénum
- para-hormones

- système nerveux périphérique
- système d'irrigation périphérique
- poumons – bronches
- organes supérieurs (nez – oreilles – yeux – bouche)
- A déterminer : systèmes déficients inter-organes

Andropause : points mesurés

- Le dialogue s'impose ; les hommes ont des appréhensions
- Même mesures que pour la ménopause sauf
- Prostate
- Mesure approfondie du rein
- Microcirculation et circulation du sang : cholestérol + triglycérides

Exemples les plus courants

Personnes souffrant de problèmes digestifs (ballonnements, remontées acide), même traitées à la pompe à ions, montrent une anomalie assez forte en mesure. Evidemment :

- le premier point testé : estomac (hélicobacter pilori),
- le deuxième : dysfonctionnement entre l'estomac et le duodénum,
- le troisième : la bile qui peut être la cause de tout ce dysfonctionnement. Il n'existe à l'exception des pansements gastriques pas de produit pour le duodénum.
- Puis l'environnement du cœur et le muscle cardiaque. Si je constate une anomalie, je jette un œil sur les chevilles de la personne. Si enflées : je complète avec la mesure de la circulation du sang des membres du bas. Soit il ne s'agit que d'un problème veineux ou alors d'insuffisance cardiaque. En mesu-

rant les autres points, (du poumon par exemple) qui sont également trop hauts, les questions sont arythmies, toux, tachycardie... Les personnes bien sûr sont inquiètes pendant la mesure. Souvent je constate aussi des difficultés de concentration, d'élocution ainsi que de confusion ou perte de mémoire (mesure de l'hippocampe).

Autre exemple : personnes ayant mal au dos et qui ont entre 50-60 ans essentiellement des femmes. Points de contrôle :

- ovaires
- charpente osseuse (cyphose ou scoliose ou les deux)
- ostéoporose : si l'ostéopénie locale au niveau du bassin et du col du fémur est positive : traitement adéquat
- reins (calculs), vessie, urètre
- foie (cycle de l'urée – acide urique)
- circulation musculaire et points nerveux. Dans ce cas-là, suspicion d'une maladie auto-immune (myasthénie[26]), ce qui entraîne une vérification de tous les points concernés par la maladie auto-immune.
- Ne pas sous estimer l'allergie au gluten ainsi que la maladie de *Lyme*
- Ne pas oublier les chocs nerveux

Personnes touchées par la glycémie, de plus en plus courant :

Premières mesures :

- Equilibre acido-basique
- Système nerveux (chocs)

---

[26] Sante le figaro : maladie neuro-musculaire qui entraîne une faiblesse musculaire et une fatigue à l'effort.

- Pancréas (d'abord au doigt – si variation significative faire la mesure du pied) avec le testeur de l'inflammation + control *viral*
- ilots de Langerhans
- refaire la mesure avec le testeur *viral* + inflammation

Si la mesure est « acceptable » (65), il faut mettre un testeur bien particulier : la *maca* qui est un amplificateur des symptômes. Si avec l'amplificateur, l'aiguille monte au-dessus de 80, soit la glycémie est médicamenteuse (effets secondaires), soit il y a une orientation et un dérapage dans un proche avenir.

Le sujet du dialogue : les performances intellectuelles et physiques mais surtout le style et mode de vie.

A souligner que le point de mesure du méridien du *pancréas* au niveau du doigt est le même que celui de la rate. Pour être sûr, vérification de l'équilibre acido-basique.

La rate est un organe sous-estimé. C'est le premier récepteur du thalamus par rapport aux chocs nerveux et accidentels. Cette mesure est possible grâce à un testeur adéquat.

Par sécurité, mesurer le sang et le foie au niveau du pied (anémie, système lymphatique IgA, IgM, IgG…)

Les chocs nerveux peuvent être lointains et un mauvais fonctionnement de la rate peut générer de véritables dysfonctionnements au niveau du système immunitaire de l'ensemble du système digestif et peut entraîner une mauvaise *réductase* des vitamines B.

SECTION 2. FONCTIONNEMENT DES DIFFÉRENTS ORGANES PRÉSENTES LORS DES MESURES

La peau

La peau est une surface au contact du monde extérieur (2m²). Elle est notre plus grand organe, souvent désignée comme le miroir des organes internes ou comme le 3ème rein.

La peau est multi-talentueuse et nous soutient lors de toutes nos activités. Elle réalise sans cesse d'importantes fonctions d'excrétion, comme par exemple le rejet d'impuretés.

La peau interne (muqueuse, épithélium…) subit les mêmes fluctuations, protège et nourrit les divers organes.

Une peau saine est *championne* dans la défense de bactéries, de champignons et virus.

Ce n'est que lors de maux et de troubles du métabolisme, lorsqu'elle ne peut plus exercer sa fonction de rempart, que ces intrus ont une chance. Le mauvais renouvellement de la surface cutanée (cellules mortes) se traduit par un épaississement ou une sclérose (excroissance, verrue, corps aux pieds, dégénérescences telles que le psoriasis…)

La peau compense des températures les plus diverses, (déperdition de la chaleur vers l'extérieur, protection du froid). Elle perçoit le contact et la douleur et elle exprime des sentiments et des pensées.

Pour créer un milieu optimal de la peau, elle reconstruit sans cesse nos cellules hydro-lipide, le film protecteur d'eau-matière grasse, sans lequel elle dessécherait et craquerait.

Une partie des psoriasis, pelades, lupus ainsi que la dépigmentation de la peau sont des maladies auto-immunes.

L'*acné* peut être considéré soit maladie auto-immune soit lié à un dysfonctionnement des points hormonaux avec une faiblesse de l'intestin grêle.

Chez l'homme jeune, c'est un problème de croissance rapide, de puberté et souvent psychologique (chocs nerveux).

Pour d'autres *psoriasis*, les points mesurés sont les dysfonctionnements de certains *catabolismes du foie*. On retombe dans le problème allergique, par exemple de l'huile d'olive ou du gluten ou encore dans les allergies de contact.

Il existe aussi des *causes virales* (herpes, zona… certaines MST) ou des *parasites* (candidoses) ou encore des effets secondaires (urticaires, lésions au cuir chevelu…).

Yeux, oreilles, nez

Ces trois organes des sens sont sensibles aux stimulations en provenance de l'environnement :

- fumée de cigarette
- poussières
- bruit
- effets secondaires des médicaments, etc…

Ces facteurs externes ne font qu'accélérer le vieillissement des organes auditifs et visuels.

En général, ces organes souffrent très souvent d'un *manque de vitamines* A, E et D (mauvaise irrigation de la microcirculation et plasma) : le tout étant contrôlé par les testeurs.

Ne pas sous-estimer le problème du *gluten (acouphènes, cécité)* ainsi que les effets secondaires des médicaments. A contrôler par mesures.

Poumons

Quelques *statistiques* : les affections respiratoires (asthmes, rhume des foins, bronchites chroniques) sont en augmentation constante de 3,2% /an, tous âges confondus.

Au vue de la surface développée du poumon (200 m²), le manque de suivi ou d'hygiène affecte non seulement l'échange gazeux mais aussi l'intrusion d'éléments pathogènes et microbiens générant une acidose respiratoire quasi continuelle ; cette dernière pouvant créer à son tour le véritable désordre acido-basique dégénérant sur une bronchite chronique, rhinite, maux de gorge, etc....

Aussi surprenant qu'il n'y paraisse, certaines infections sont provoquées par *le foie*. Ce dernier ne pouvant pas traiter toutes les bactéries, toxines dans un temps donné, le corps prend l'option de certaines métabolites gazeuses ou particules légères en les expulsant par les poumons. Ces derniers peuvent provoquer les symptômes cités ci-dessus. La suite de ces dérives dégénère.

Le poumon fonctionne à l'aide de muscles périphériques et du diaphragme. Qui dit muscles dit innervation continue et rythmée. Dans ce cas, l'organisme (hypothalamus) devient un peu passif, c'est-à-dire n'innerve plus les muscles du thorax, les maintenant en position contractée.

Ce qui abouti à *l'obstruction des voies respiratoires* (asthme, mucosité, etc…) et de ce fait oxygénant le corps de la moitié de l'oxygène prévu. Conséquences : mauvaise assimilation des vitamines où la chaîne respiratoire est indispensable.

Un symptôme peut en cacher un autre : la toux et la sinusite.

D'après les mesures *l'origine de la toux peut être liée à l'insuffisance cardiaque*, la sinusite aussi (amplification).

Là aussi, les allergies (gluten…) et effets secondaires médicamenteux jouent leur rôle.

Cœur

Le cœur est un *muscle strié*, solidaire dans de nombreux cas avec les poumons.

Par exemple, il accuse, lors d'une légère apnée du sommeil ou dans certaines situations d'anxiété ou dans certaines positions assises (voiture), d'un trouble du rythme cardiaque et de sa performance systolique.

Les dysfonctionnements métaboliques chroniques de l'environnement cardio-pulmonaire se traduisent souvent par une mauvaise irrigation sanguine et une diminution nutritionnelle de ses tissus et organes. Le cœur et l'appareil circulatoire sont extrêmement sensibles à *l'acidos*e. Lorsque les capacités tampons du sang sont épuisées et qu'elles n'arrivent plus à maintenir le pH à une valeur optimale, le système accuse un désordre acido-basique : il est en danger.

Ce muscle peut être infecté par des *microbes ou virus*. La fatigue cardiaque s'en ressent immédiatement.

L'importance de la connexité

Le cœur est le muscle vital nécessitant un apport continu en oxygène et éléments. Dans le cas contraire, la prise de conscience se fait sur le champ et peut effectivement *mal se traduire* par le système neurovégétatif qui passe dans une procédure *sympathique,* c'est-à-dire néfaste pour le calcium nécessaire et vital pour le cœur. L'organisme tente de pallier ce déficit en augmentant la pression artérielle. Le déroulement de ces mécanismes peut conduire jusqu'à *l'infarctus.*

Les troubles nerveux du cœur ou les légères faiblesses cardiaques sont fréquents. Dans de nombreux cas, ces troubles ne nécessitent pas une prise de médicaments. Soutenir l'organisme dans son ensemble nous semble toutefois judicieux.

Pour muscler et entretenir le coeur, rien de tel que la pratique régulière du *vélo.*

Il ne s'agit pas de réaliser des performances de sprinter mais plutôt de pratiquer un effort stable et continu. Ce sport permet *l'oxygénation des cellules* du système cardiovasculaire et réduit partiellement les phases actives de l'adrénaline et noradrénaline.

Système digestif (estomac, foie, bile, pancréas, rate)

La *détoxication* consiste à éliminer les toxines générées aussi bien par le fonctionnement normal de l'organisme que des agressions externes : alimentation dénaturée, industrielle, stress, pollution, sédentarité, mastication insuffisante, médicaments, bactéries (hélicobacter pylori).

Conséquences :

- digestion difficile et assimilation réduite = dévitalisation de l'organisme
- accumulation de déchets et production de toxines intestinales = intoxication de l'organisme
- déséquilibre de la flore intestinale = fragilisation de l'organisme

Les mesures ont permis de constater un encrassage des cellules du corps.

- Estomac

L'hélicobacter pylori est une *bactérie* qui se détecte et se traite difficilement (antibiothérapie). Toutefois des résistances contre certains antibiotiques sont apparues

Symptômes :

- Brûlures d'estomac
- Reflux gastriques
- Ballonnements
- Sensibilité à certains aliments pendant la digestion
- Douleurs stomacales ou abdominales
- Vomissements
- Flatulences
- Nausées.

Un grand nombre de la population mondiale est infecté par cette bactérie qui peut dégénérer en ulcères ou maladies plus graves.

Ne pas négliger les effets secondaires médicamenteux, dysfonctionnements cardiaques, intoxications alimentaires, surplus de consommation de caféine, alcool…

- Foie

Le foie est un *organe* qui assure *trois fonctions vitales* : une fonction *d'épuration*, une fonction de *synthèse* et une fonction de *stockage*. L'apport sanguin est réalisé par l'artère hépatique, amenant le sang oxygéné et par la veine porte ramenant le sang du tube digestif riche en nutriments. Sa double irrigation sanguine se termine par une multitude de capillaires.

Chaque cellule du corps fonctionne selon un processus ciblé et de façon continue et rejette des résidus métaboliques *toxines* (d'origine exogène et/ou endogène) recyclés par le foie (fonction d'épuration).

Le foie tue les microbes et certains virus. Il neutralise et évacue les toxines, entre autres les additifs alimentaires, les vitamines synthétiques, les minéraux dangereux, les médicaments toxiques.

Au vue de l'intensité de son travail, la température du foie est de 2 et 3° supérieurs au restant du corps. Il peut être intéressant *d'améliorer le travail du foie* par un apport thermique, lors de la digestion à l'aide d'une compresse chaude bouillotte ou une couverture chauffante.

Lors des mesures d'électro-acupuncture, certaines voies cataboliques sont inopérantes, tombent dans la fonction d'épuration qui peut provoquer des problèmes de poumons, constipation, de peau, etc… et qui proviennent de l'intolérance et allergie au gluten ou aux effets secondaires des médicaments, alcool, tabac, style et mode de vie (stress toxique…).

A préciser que cet organe représente entre *20 et 30 points de mesure* d'électro-acupuncture.

Pour éviter les effets secondaires d'une phytothérapie classique, la *biodisponibilité* des compléments alimentaires par le passage de l'iléon (intestin grêle) évite un encrassage de la bile et soulage le processus de détoxication.

En ce qui concerne les hépatites virales (A – B – C), les points de mesure sont différents !

- Vésicule biliaire

Les voies biliaires (canaux hépatiques) jouent un rôle important lors du recycling de certains déchets. La bile est un *réservoir* où s'accumulent les différents composants basiques dans l'intervalle de la digestion.

La bile est un organe nécessitant une performance constante du passage estomac (acidité maxi 2,2) vers le duodénum (acidité 6,8 à 7,4).

Problèmes les plus fréquents : boues et calculs biliaires.

- Pancréas

Le pancréas joue un grand rôle dans la digestion et surtout dans le *métabolisme du sucre* en sécrétant une hormone très importante : l'*insuline*

Le pancréas a plusieurs fonctions. Cette glande est dite *exocrine*, c'est-à-dire qu'elle fabrique le suc pancréatique qui est déversé dans le tube digestif. Le suc pancréatique participe à la digestion des glucides et des lipides, grâce à des enzymes spécifiques. Ce suc intervient aussi en neutralisant l'acidité provenant des sécrétions gastriques. Une maladie pancréatique, en plus de provoquer des douleurs abdominales, engendrent des problèmes de digestion.

Mais le pancréas a aussi une fonction dite *endocrin*e : il sécrète des hormones dans le sang, dont l'insuline. Celle-ci permet de *réguler le taux de sucre dans le sang* et de stocker dans l'organisme différents nutriments issus de la digestion.

Le pancréas fabrique une autre hormone, le *glucagon qui a l'effet inverse de l'insuline.*

Un mauvais fonctionnement du pancréas peut entraîner un *diabète* (qui correspond à un excès de sucre dans le sang). Un diabète de type 1 qui survient chez l'enfant (chromosome 6), correspond à une fabrication insuffisante d'insuline, nécessitant un traitement par piqûres d'insuline de façon quotidienne.

L'hygiène alimentaire sollicite le foie et le pancréas et dans ce dernier cas, au vue d'une insuffisance de bicarbonate, les reins sont sollicités pendant des heures.

Les mesures doivent être très précises concernant le fonctionnement du pancréas car une insuffisance rénale provoque d'une part des douleurs au duodénum et d'autre part au pancréas qui travaille *dans le vide* .

La mesure des points de *l'ilot de Langerhans* (insuline, inuline) peut être incohérente suivant les patients. Il faut donc procéder à plusieurs contrôles avec les testeurs adéquats :

- viral,
- chocs accidentels ou nerveux,
- autres chocs inexpliqués à ce jour : surpoids, style de vie, arrêt brutal d'une activité sportive.

- Rate

La rate joue un rôle dans l'épuration sanguine. Elle capte aussi bien les germes que les cellules vieillies ou dégénérées. Elle en assure ensuite l'élimination.

C'est un échangeur entre la circulation générale du sang et les lymphes.

Elle est également très sensible aux chocs de tout ordre (nerveux et physiques).

Du fait qu'il y a un échangeur entre la circulation lymphatique et le sang, il tient une place primordiale du système immunitaire de la digestion. De ce fait il représente un repère incontournable pour les dysfonctionnements digestifs viraux :

- estomac, pancréas, foie
- chocs nerveux et accidentels

Sa mesure peut atteindre alors la valeur de *70 au lieu de 50*.

Le contraire *(en dessous de 40)* est aussi sérieux : inflammation des organes de la digestion dont le foie.

Reins

Les reins constituent des organes vitaux. Leur rôle est *quadruple* :

- contrôle des mouvements de l'eau et des ions inorganiques contribuant ainsi à maintenir l'homéostasie (volémie, pH, etc.).
- évacuation des déchets métaboliques (urée, acide urique)
- substitution au catabolisme du foie (néoglucogenèse en cas de jeûne prolongé)
- production d'hormones et d'enzymes.

Lors des mesures, les déséquilibres des points du rein peuvent être la cause d'un dysfonctionnement *cardiaque*, d'une *acidos*e ou surtout d'une *maladie auto-immune* (Maladie du Professeur Berger). Elles peuvent aussi révéler un dysfonctionnement de la *vessie, de la prostate ou d'une cystite interstitielle.*

En mesurant les points du rein, les chocs nerveux de la prime jeunesse influent sur le rein et les organes cités ci-dessus. En mettant les testeurs, il est déjà arrivé qu'aucun alcaloïde ni anti-inflammatoire ni antiviral naturel ne réagisse !!

Système nerveux

D'après les mesures et le dialogue avec les personnes, les principales faiblesses sont :

- Les maux de têtes
- Troubles de la concentration
- Manque de repères
- Certains dysfonctionnements des centres nerveux jusqu'à la dépression

La biodisponibilité des compléments alimentaires passe la barrière céphalo-rachidienne, ce qui ouvre un développement plein de promesses.

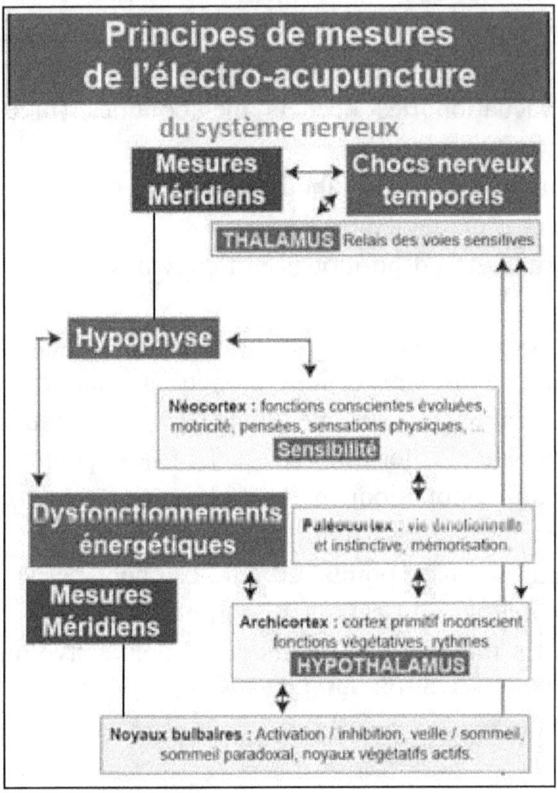

Les deux mains sont à mesurer parce que les zones ne sont pas les mêmes. Il est possible de mesurer la douleur articulaire ou le manque d'innervation lors des maladies auto-immunes comme la sclérose en plaques et les myopathies musculaires.

Les différentes zones du cerveau peuvent être mesurées.

Le point le plus déséquilibré est le frontal. Mais ce point peut correspondre aussi bien à une dépression qu'un burn out. Il représente la conséquence du dysfonctionnement de *l'hypophyse.*

Ne pas confondre dépression et Burn out.

La dépression est un problème *purement nerveux* affectant les neurones alors que le *Burn out* est un problème *hormona*l affectant les neurones par l'intermédiaire du Thymus (voir chapitre précédent).

Qu'est-ce que le Burn out ?

C'est un dysfonctionnement hormonal (catécholamines) par rapport à sa personne et/ou à son environnement.

Qu'est-ce qui déclenche le Burn out ?

Le burn out peut être déclenché par un dysfonctionnement de :

- l'hypophyse
- la thyroïde (Hashimoto)
- des surrénales
- des ovaires pour les femmes ou de la testostérone pour les hommes.

Il s'agit là de déclenchements pathologiques.

- Il peut également être déclenché par la vie familiale, sentimentale, affective ou structure mal adaptée.
- par l'environnement - risques liés aux exigences issues de contraintes environnementales : hiérarchie, procédures, structures, mauvaise orientation de la personne...)
- le cumul des trois

Résultats : *Syndrome d'épuisement jusqu'à une barrière infranchissable*

- **Chez les hommes** : se manifeste par des colères, des crises d'angoisse, peur de ne pas y arriver, manque de repères, manque de hiérarchisation des tâches à effectuer
- **Chez les femmes** : crise de larmes, hyper sensibilité, fatigue intense, vertiges et sous tension

Pour approfondir les recherches au niveau nerveux et zones du cerveau par rapport à la faiblesse, il faudrait pouvoir effectuer de nombreuses mesures sur une population souffrant de maux de tête, schizophrénie.

Intestins

Nous sommes souvent stressés par notre travail ou nos soucis. Ou alors il nous est impossible de faire le vide et de trouver la paix.

En raison de ces stress physiques et mentaux, il peut arriver que notre flore intestinale se déséquilibre et entraine des troubles digestifs. Mais une flore intestinale perturbée n'affecte pas seulement la digestion !

Le nombre de bactéries dans l'intestin dépasse largement le nombre de cellules de notre corps. Ces bactéries sont en contact étroit avec les défenses de l'organisme, puisque 80 % du système immunitaire est localisé dans l'intestin. Les maladies peuvent évoluer dans une flore intestinale déséquilibrée, affectant l'ensemble du corps.

Souvent le lien de départ de la maladie n'est pas diagnostiqué, alors qu'il provient bien de l'intestin et peut déboucher sur des maladies auto-immunes.

Un trouble intestinal peut également avoir un impact sur le psychique, car l'essentiel de la production de ***sérotonine*** « *hormone du bonheur* » a lieu dans l'intestin.

La mesure de l'intestin commence à partir de la zone du pylore. La faiblesse du duodénum peut également aboutir à une mauvaise absorption des éléments nutritifs.

Profil des personnes souffrant de porosité de l'intestin grêle :

- personnes ayant consommé des antibiotiques
- stress toxique
- alcool (duodénum)
- personnes nées par césarienne
- surentraînement sportif
- mauvais péristaltisme du tube digestif
- mauvaise mastication

La flore intestinale

- Stimule le système immunitaire intestinal
- Protège et défend contre des bactéries indésirables
- favorise la digestion intestinale
- approvisionne en vitamines
- approvisionne en énergie
- stimule la mobilité intestinale
- soutient la circulation entérohépatique

Les intestins sont étroitement liés au fonctionnement du système immunitaire et du système lymphatique de l'intestin grêle (programmation).

Système lymphatique

On connaît l'importance du sang, mais beaucoup moins celui de la lymphe qui baigne toutes les cellules du corps humain. Nous en avons de l'ordre de vingt litres dans notre corps. La lymphe est majoritairement drainée par les vaisseaux lymphatiques, ponctués de ganglions, véritables petites stations d'épuration de notre corps. La lymphe joue un rôle de complément de la circulation sanguine ; elle est nécessaire au fonctionnement du système immunitaire.

La vie des cellules (de la peau, des muscles ou de tout autre organe) nécessite oxygène et nutriments qui arrivent sous forme de sucres, graisses, eau, protéines, sels minéraux, etc... Ils sont apportés dans le sang par les artères, artérioles et capillaires et consommés par les cellules.

L'élimination des déchets et produits non utilisés se fait en partie (déchets de faible volume) par le réseau veineux et pour la plus grande partie (déchets plus volumineux) par le réseau lymphatique.

Ce réseau lymphatique est constitué de canaux et de nœuds (ganglions). Tout d'abord minuscules canaux disséminés au sein des tissus, les canaux lymphatiques se regroupent en troncs plus importants se drainant finalement près du cœur dans la veine cave supérieure.

Ce réseau lymphatique grossièrement parallèle au réseau veineux dans lequel il se déverse finalement, a une fonction circulatoire étroitement liée à celui du réseau veineux qu'il peut en partie suppléer, à la manière d'un *trop-plein.*

Véhiculant grosses protéines et déchets cellulaires, on évoque ainsi son rôle de "poubelle de l'organisme". Ses fonctions sont multiples puisqu'il participe également à la lutte anti-infectieuse, intervient dans le système immunitaire et en carcinologie.

La solubilisation par la technologie SOLMIC permet l'absorption des éléments nutritifs dans la zone de l'intestin grêle (iléon) vers les ganglions lymphatiques ce qui facilite la rapidité thérapeutique.

Intestin grêle et maladies auto-immunes

L'intestin grêle a été au centre de mes recherches lors des mesures EAV notamment ces deux dernières années. Les vérifications qui ont été faites :

- Système lymphatique dans la zone du bas de l'intestin grêle (iléon)
- Système lymphatique général du corps
- Le système immunitaire est vérifié par 6 points
- Avec le testeur Q10, vérification des cellules de l'intestin grêle
- Avec les probiotiques, vérification de la flore intestinale

Les recherches ont permis de cibler les plantes pouvant réguler les points déficients.

Par exemple : la *néphropathie à l'IgA*[27] était la première avec la *Thyroïdite de Hashimoto* :

- Il fallait trouver le produit (premier *testeur*) qui calme l'anticorps s'attaquant aux reins et à la thyroïde (système immunitaire) dans un temps réduit (dix jours) pour ne pas altérer les défenses de l'organisme
- Régler le problème de la perméabilité de l'intestin grêle qui mesure plus de 300 m² :
  - *deuxième testeur* : Q10 pour contrôler s'il y a une altération dégénérescente des anthérocytes,
  - *troisième testeur* : flore intestinale (probiotiques)

[27] www.sante.canoe.ca: *La néphropathie à IgA, appelée aussi maladie de Berger, est une affection du rein qui provoque une inflammation... L'inflammation est produite par une accumulation, dans les reins, des immunoglobulines A (IgA).*

Le troisième testeur a été mesuré sur une maladie : *Le diabète* de type 2[28] et a donné des résultats positifs (pas pour tous les cas).

On peut s'interroger sur la glycation de l'hémoglobine et des protéines.[29] Aucune source scientifique ne démontre l'origine (recherche fondamentale).

De nombreuses maladies auto-immunes (44) ont été mesurées pendant les salons et ont donné des résultats positifs de l'ordre de 75%.

---

[28] Passeport.sante.net. *Le diabète de type 1 survient chez les personnes jeunes dans l'enfance. Il est causé par une destruction auto-immune du pancréas qui ne produit plus d'insuline...qui doit être administrée par injection. Le diabète de type 2.. représente 90 % des cas de diabète, il survient plus tard dans la vie. Il est principalement associé au surpoids.*

[29] Diabète .vals.info *: Les globules rouges.. contiennent une protéine, l'hémoglobine (Hb) qui donne sa coloration au sang et transporte l'oxygène des poumons vers les tissus. Comme toutes les protéines, les molécules d'hémoglobine sont susceptibles d'être modifiées par la fixation d'oses ou monosaccharides, principalement le glucose. (Le phénomène dit de glycation des protéines).Cette fixation peut s'effectuer sur différentes catégories d'Hb, dont l'HbA1 composée de 4 sous-groupes dont* ***l'HbAIc*** *qui fixe la molécule de glucose.*

Hypothèse selon les mesures EAV :

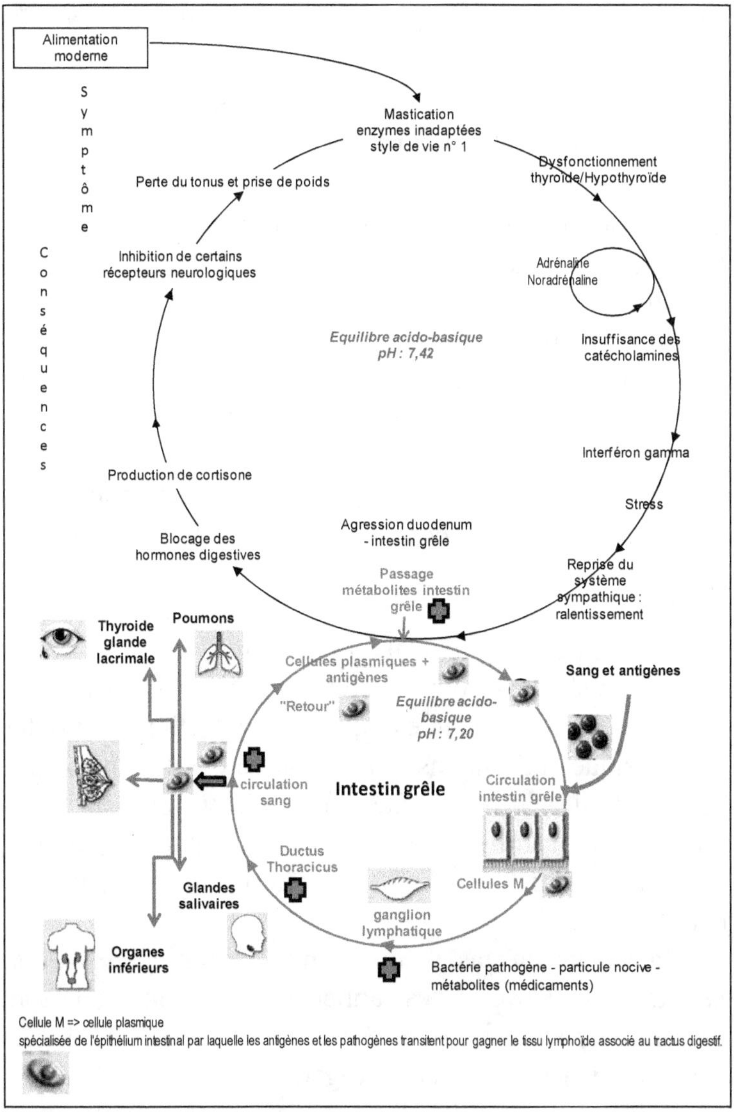

Le problème des métabolites est visible sur le schéma. Il s'agit d'*allergie*s prenant exactement la même voie que les maladies auto-immunes. Pour cette raison, qu'une autre hypothèse peut être développée : la *maladie de Crohn*. Est-ce une *maladie auto-immune* ou une *allergie* par exemple au gluten ?

Allergies au gluten, à l'huile d'olive, au lait

Ces allergies dites *pathologies d'encrassage*.

Les mesures de ces allergies sont assez complexes car le système immunitaire mesuré en premier lieu n'est pas toujours à l'équilibre.

Par exemple pour le *gluten*, il peut y avoir une inflammation à la sortie du colon. Et en mettant un anti-inflammatoire dans le testeur, le résultat n'est pas toujours probant.

Ensuite il faut mesurer directement les points des « allergies ». Si ce *point est trop* haut > à 50*, la mesure du foie s'impose.*

En mettant un des testeurs du foie, les deux autres points mesurés se remettent à l'équilibre.

Ceci a été le cas pour différentes pathologies mesurées : la cécité, l'acné, gros intestin, poumons (asthme), muscles périphériques et tendons, au niveau cérébral (schizophrénie) où l'allergie n'était pas dû au gluten mais peut être aux *poisons* absorbées avec la cocaïne ou autre stupéfiant.

Dans certains cas, l'intestin grêle n'est donc pas concerné.

Mais dans un cas précis, comme la *colopathie et la maladie de Crohn*, des anticorps IgM ou IgG sont présents. Apparemment les causes de ces deux pathologies sont endogènes et peut être exogènes.

L'allergie à l'huile d'olive, très peu connue, peut provoquer une lourdeur digestive ou des maux articulaires. Dans ce cas, il est recommandé de mélanger cette huile à une autre contenant des omégas 3 (telle que huile de lin, colza, noix).

L'allergie au lait peut générer de l'acné, des troubles digestifs, troubles intestinaux, bronchites, troubles respiratoires, otites. L'origine de ces allergies provient du *foie.*

Une grande satisfaction, après 15.000 mesures environ, est d'avoir découvert un moyen pour soulager aussi bien les maladies auto-immunes que les allergies citées ci-dessus.

Il est impossible de supprimer le gluten, le lait et ses dérivés, l'huile d'olive. Ceux-ci se trouvent dans de nombreux produits. Pour cette raison il fallait trouver l'antidote.

Cependant, si l'origine primaire est un *choc nerveux* et s'il est répété, il peut y avoir immédiatement une rechute à l'intolérance ou à l'allergie ainsi qu'au niveau de la maladie auto-immune. Le côté *psychologique* est à prendre en compte pendant le traitement de ces deux faiblesses. (Voir infra).

Hormones et sexe

Sujet tabou qui affecte l'homme et la femme à partir de *45 ans (ménopause, andropause).*

Selon les mesures et dialogues avec les personnes, une drogue cachée est à l'origine de certaines impuissances et perturbations hormonales. Il s'agit des plats préparés, barres chocolatées, sodas, autant de produits hyper phosphatés.

Les *phosphates* sont pratiquement présents dans tous les aliments contenant des additifs. Leur utilisation est telle que depuis dix ans leur présence a augmenté de 300 %.

Si les phosphates sont nécessaires, ils entrainent par contre lorsqu'ils sont en excès de graves troubles de comportements : sécheresse buccale et vaginale (étroitement liées), troubles de l'érection, manque d'appétit sexuel, alcalose dans la périphérie de la prostate. Non seulement l'intoxication aux phosphates provoque un dérèglement métabolique mais en plus bloque les hormones issues de glandes surrénales.

En conséquence, le flux des excitations nerveuses s'en trouve déréglé. Cette hypersensibilité touche 5 % des femmes alors que les hommes sont touchés de 10 à 20 % (prostate et troubles de l'érection).

Les organes inférieurs (hommes et femmes) stockent beaucoup plus de toxines, métaux lourds et métabolites (pesanteur)

Sécheresse buccale : pour la diagnostiquer, mesurer par un test de salive. Si le pH se situe à *9*, il s'agit bien d'une alcalose due aux phosphates.

Prostate

En dehors de son rôle dans le métabolisme de la fertilité, elle a également une action anatomique par sa position de maintien de la vessie.

L'inflammation de la prostate peut affecter la capacité à uriner mais d'autres symptômes peuvent coexister :

Diminution de la libido, sensation de vidange incomplète, miction goutte à goutte, manque d'énergie, augmentation de la masse grasse, trouble du sommeil

La prostatite affecte les hommes de tous âges, avec une fréquence élevée chez les jeunes de 30 à 40 ans. La prostatite aiguë est généralement due à une infection bactérienne, dont les premiers signes correspondent à des troubles urinaires. La prostatite chronique est due à une inflammation importante de la prostate, résultant le plus souvent d'une prostatite aiguë insuffisamment soignée et récidivante. Les symptômes sont divers : douleurs inguinales, périnéales, testiculaires ou scrotales, troubles urinaires irritatifs ou obstructifs, impuissance ou douleur lors de l'éjaculation.

Sècheresse vaginale

La sécheresse vaginale touche aujourd'hui près d'une femme sur six. Parfois passagère, la sécheresse intime survient chez les femmes à différents moments de leur vie. En effet, l'humidification, l'élasticité et l'acidité de la paroi vaginale sont perturbées dans certaines situations comme par exemple :

- pendant ou après la ménopause
- après une naissance
- pendant un allaitement
- lors d'une prise de préparations hormonales
- en cas de stress
- mauvaises habitudes alimentaires
- après un traitement anticancéreux...

Les symptômes de la sécheresse vaginale sont multiples :

- démangeaisons
- inflammations
- brûlures lors des rapports sexuels
- irritations mécaniques, pendant les rapports sexuels entraînant des lésions de la paroi vaginale
- sensibilité aux infections et aux inflammations accompagnées de pertes odorantes
- - Surcharge pondérale

Notre principal carburant énergétique est le *sucre transformé en glucose*. Une de ses propriétés est son absorption à 100 % par l'organisme (et non par les cellules).

« Non par les cellules » : Différentes cellules ne peuvent absorber le glucose que par l'intermédiaire de l'insuline produite par le pancréas (*), qui fait office de « passeur cellulaire ».

Seules les cellules nerveuses et musculaires pendant le travail sont pratiquement exemptes d'insuline.

Les différentes transformations selon la nature de l'aliment (fruit, pain, miel) pour arriver au glucose sont fonction de leur indice glycémique.

Par exemple, le sucre blanc (saccharose) n'a besoin que du métabolisme salivaire, il est absorbé directement par l'estomac, pratiquement à 80%. Il en va de même pour le pain blanc, miel.

Le glucose est *extrêmement toxique dans le sang (acidose prononcée).*

Autre organe producteur de glucose : le foie (**) (par les protéines). Cette néoglucogenèse est normale le matin mais un dysfonctionnement (viral, choc, etc.) peut dégénérer en production de glucose permanente.

Le foie ne pouvant pas stocker le glucose, il est expulsé dans le sang. S'il y a un manque d'insuline, le glucose du sang est redirigé dans le foie qui le transforme à ce moment là en corps cétonique (graisse) => cercle vicieux.

Toutes ces informations conduisent à surveiller ou modifier son style de vie en contrôlant :

- l'indice glycémique de ce que vous mangez,
- l'indice calorique (une femme ne devrait pas dépasser 2.200 calories et un homme 2.600).

Pour ce faire, le graphe ci-dessous met en évidence la courbe du glucose et celle de l'insuline ; la partie orange représente la transformation du glucose en graisse. Ceci démontre bien le rôle tenu par l'indice glycémique notamment le matin.

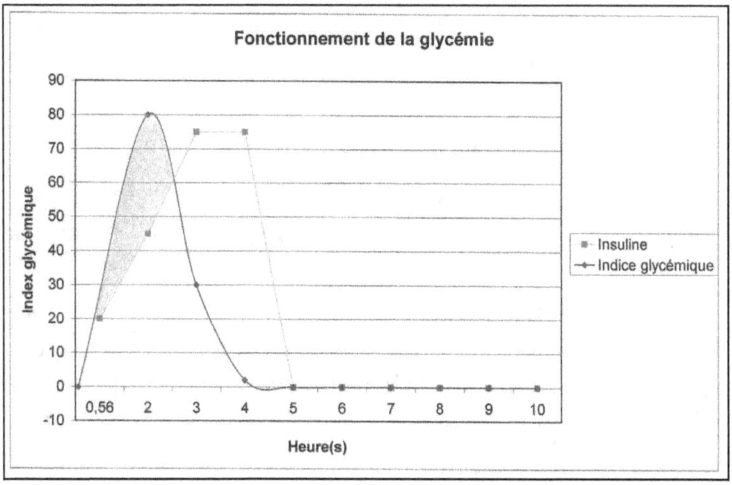

La *chrono nutrition* est un des moyens les plus simples et le moins perturbateur pour l'intégrer dans son style de vie. La courbe d'un jour peut déterminer le pourcentage d'insuline dans le sang : c'est à *16h* que le pic d'insuline est le plus haut dans le sang.

Pour maintenir un niveau d'insuline constant dans le sang, la chrono nutrition doublée de l'indice glycémique et calorique représentent la meilleure solution pour éviter au foie de fabriquer de la graisse ce qui entraîne par ailleurs une fatigue (énergie hépatique inutile).

- (*) Pancréas. Cet organe ou particulièrement les cellules de Langerhans peuvent présenter des faiblesses pour de multiples raisons : chocs, style de vie, encrassage (médicamenteuse)…
- (**) Foie. Cet organe peut présenter des intolérances nutritionnelles (gluten…) et/ou un encrassage dû au

style de vie (médicamenteux + vaccins) ce qui entraîne un certains nombre de catabolismes déréglés. Ceci peut provoquer une prise de poids. Plus gênant, le catabolisme du cycle de l'urée peut être perturbé, entraînant une rétention d'eau d'où prise de poids et fatigue constante.

Effets secondaires des médicaments

En France, pas moins de *128 000 personnes* sont hospitalisées chaque année suite à la prise de médicaments.

Il s'agit d'une forme *d'allergie* à *des molécules non assimilables*, non stables au point de vue micelles. Ces dernières provoquent la diffusion de métabolites dans les ganglions lymphatiques, pulmonaires et hépatiques. Une partie est éliminée par l'urine et les selles. Ce processus empêche l'efficience du médicament.

Les organes principaux visés sont les *poumons, la peau, les reins et l'intestin grêle*.

Par exemple, les effets secondaires des *statines* (ou riz rouge) => blocage de votre production de *coenzyme Q10* par le foie d'où éventuels *problèmes cardiaques*.

Sport

Le sport *mal pratiqué* est une cause de déséquilibre pour l'organisme.

Il faut distinguer deux groupes de personnes :

- ceux qui pratiquent un sport durant 4 h /minimum par semaine jusqu'au compétiteur
- ceux qui ont pris l'option de pratiquer un sport pour des raisons de santé, de bien être (ex : perte de poids, musculation, après une thérapie lourde).

Avant de commencer la pratique d'un sport, il est nécessaire de *consulter au préalable* un médecin qui pourra vous orienter vers le sport le mieux adapté à votre morphologie, votre santé et votre âge.

Les bienfaits du sport, qu'ils soient psychologiques ou physiques, ne sont plus à démontrer. Le sport apporte une véritable *bouffée d'air frais* dans la monotonie et l'angoisse du quotidien, il constitue un excellent remède contre le stress ! Bien plus encore, pour les personnes souffrant de graves maladies ou tributaires d'un lourd traitement (par exemple : la chimiothérapie), il représente une aide psychologique et contribue à l'élimination des déchets toxiques dans le sang.

Toute pratique d'un sport, pour qu'il soit efficace, doit s'accompagner d'un *régime* précis (de préférence sans sel de cuisine) et d'une *hygiène de vie* irréprochable. Sans cela tous les bienfaits du sport pourraient être inutiles. Pour activer le cycle cellulaire de l'effort (cycle de Krebs), je conseille la prise journalière de *produits à base de Q10.*

Toute initiation à une discipline sportive se décompose en plusieurs phases d'apprentissage :

- la concentration
- La répétabilité des mouvements (automatiques) – création de réseaux neurologiques
- L'endurance

Pour les débutants ou personnes bien entrainées, on distingue trois phases essentielles lors de la pratique d'un sport :

- 1. L'échauffement

Il s'agit de mettre en condition son corps. Le temps d'échauffement pour une personne jeune jusqu'à 35 ans est de 15 min et passe à 25 min pour les personnes entre 35 et 60 ans ; au-delà, il faut compter 45 min.

– 2. L'effort

L'organisme doit mobiliser les réserves énergétiques et les distribuer judicieusement. La sensation de bien être est ressentie 40 minutes pendant l'effort physique (endorphine) ; tous les organes sont sollicités par une accélération du métabolisme.

– 3. La récupération

L'organisme doit régénérer les muscles ainsi que les réserves énergétiques et activer le métabolisme d'évacuation des déchets métaboliques. (Voir chapitre sur les thérapies)

Précautions à prendre pour l'activité physique

Il faut déterminer avant tout le *profil* lors de la vie active. Tous les sports peuvent être pratiqués mais sous surveillance sauf le profil n° 8 : Problèmes digestifs – mauvaise mastication. (Voir chapitre suivant sur l'activité sportive).

Les *troubles digestifs* sont le vrai handicap lors d'un entraînement. L'effort physique induit une vasoconstriction des artères du système digestif. Les paramètres pouvant aggraver les effets de cette ischémie [30] sont individuels : mauvaise mastication, mauvais aliments au moment de l'entraînement ou environnementaux et avec l'âge les effets négatifs sont amplifiés.

---

[30] Wikipédia : *diminution de l'apport sanguin artériel à un organe. Cette diminution entraîne essentiellement une baisse de l'oxygénation des tissus de l'organe en dessous de ses besoins (hypoxie) et la perturbation, voire l'arrêt, de sa fonction.*

Le vieillissement

Le vieillissement *physique* et le vieillissement *psychique* doivent être dissociés même s'ils sont intimement liés.

En vieillissant, notre organisme assimile moins efficacement les nutriments et notre système immunitaire est moins actif. Il perd son aptitude à réparer les altérations dues à l'âge.

Freiner le processus de vieillissement physique (organes) parait difficile. Il est par contre tout à fait possible de surveiller l'équilibre de son corps, ce qui permettra de rester actif et surtout en bonne santé.

La pré-ménopause, pré-andropause, ménopause, andropause représentent une période de la vie connue mais très discrète. Ce *changement du métabolisme* est sous-estimé et les conséquences sont souvent la *surcharge pondérale, l'ostéoporose et la glycémie*.

La complémentation, un régime alimentaire spécifique ainsi qu'une activité physique sont des éléments essentiels au bien être physique et psychique.

Ménopause

La ménopause est un phénomène naturel, pas une maladie. Elle commence généralement entre l'âge de 45 et 55 ans et se poursuit pendant quelques années. Le processus est propre à chaque femme et vécu de façon très différente.

La ménopause soumet l'organisme de la femme à un stress accru en raison de la chute des taux *d'œstrogènes* (hormone qui facilite la fixation du calcium dans les os). Elle favorise l'apparition de symptômes tels que bouffées de chaleur, sueurs nocturnes, sautes d'humeur et diminution de la masse osseuse. N'oublions pas qu'un pH légèrement alcalin (exemple : 7,5) améliore le fonctionnement du système endocrinien.

Andropause

L'andropause est un phénomène biologique, similaire à la ménopause de la femme, qui peut affecter les hommes entre 40 et 50 ans. L'homme subit également une baisse hormonale *(testostérone)*.

Les changements corporels surviennent très graduellement chez l'homme et peuvent être accompagnés de changements d'attitudes : humeurs, fatigue, perte d'énergie, d'appétit sexuel et d'agilité physique. Très souvent ceci peut déboucher sur des problèmes de santé tels que maladies cardiaques et fragilisation des os. Ces changements sont autant d'éléments externes et internes contre lesquels *l'homme doit maintenir le cap* afin de conserver son équilibre interne et son indépendance. N'oublions pas qu'un pH légèrement alcalin (exemple : 7,5) améliore le fonctionnement du système endocrinien.

Ostéoporose

L'ostéoporose est une pathologie caractérisée par une perte de densité osseuse : les os deviennent fragiles et risquent de se fracturer spontanément. La perte de masse osseuse participe naturellement au vieillissement, mais l'ostéoporose accélère ce processus. Elle menace surtout les femmes ménopausées parce que leur sécrétion d'œstrogènes (hormone qui facilite la fixation du calcium dans les os) s'arrête, alors que celle-ci est indispensable durant toute l'existence afin de préserver l'intégralité de la masse osseuse.

Le cycle sauvage du calcium, lors d'une acidose, ne s'atténue pas. Au contraire il affaiblit l'organisme en puisant le calcium jusqu'à le prélever de l'os.

Les causes de l'ostéoporose :

- Dysfonctionnement de la parathyroïde
- Mauvaise alimentation (vitamine B12)
- Mode de vie (acidose constante)
- Manque de vitamine D
- Etc...

Au début d'un symptôme d'ostéoporose, plusieurs exercices aident au renforcement de l'os (bassin, col du fémur). Il s'agit :

- D'exercices ciblés au fitness. Demandez conseil à votre entraîneur
- des virages en chasse neige lents sur une pente douce (pour les skieurs)
- marche dans de l'eau (un mètre de haut) pendant une heure, trois fois par semaine. L'idéal serait de combiner la marche dans l'eau de mer avec des bains de soleil. Ces derniers ne peuvent qu'amplifier le métabolisme de la peau notamment pour la production de la vitamine D indispensable contre la dégénérescence osseuse.

Rhumatisme

Il s'agit d'affections d'origines diverses caractérisées par une atteinte inflammatoire ou dégénérative des os et des articulations. Il en est de même pour l'arthrose où l'affection se trouve chronique et l'arthrite où l'inflammation est, par contre, aigüe (maladie auto-immune). La dégénérescence des articulations est souvent provoquée par le vieillissement du cartilage recouvrant les surfaces articulaires.

Les rhumatismes et ses causes :

- Surcharge du foie
- mauvais cycle de la bile
- mauvais cycle de l'urée
- risque de calculs rénaux (trop de calcium)

=> ce qui implique une acidose chronique : cristaux d'acide urique se déposant dans les articulations et les muscles, d'où rhumatismes et arthrose.

Il en va de même quand le corps cherche les bases sous forme de calcium dans les os (déminéralisation)

Glycémie et circulation du sang

Le diabète sucré est une maladie *métabolique* avec de fâcheuses conséquences au niveau digestif, élimination, obésité, complications vasculaires. La prédisposition de la ménopause et andropause ainsi que le recul de la performance du pancréas (- 17 % à partir de 50 ans) oblige très rapidement à un changement de style de vie (glycémie > 1,26).

« J'ai le sentiment que d'une manière générale, le diabète et sa gravité sont encore très sous estimés par les médecins et la population, a fortiori, chez les personnes âgées », affirme le professeur Jean Doucet, diabétologue, chef du service de gériatrie du CHU de Rouen.

L'âge et le diabète amènent chacun leurs lots de complications et de maladies liées. Les personnes âgées doivent éviter, si c'est possible, de consommer des aliments riches en sucre. Une diminution dans l'efficacité du transport des nutriments et de leur utilisation par les cellules fait que les personnes âgées sont plus susceptibles d'avoir une glycémie élevée. Un apport élevé en *fibres alimentaires (fruits, légumes, son, avoine, céréales / pains de grains entiers)* de même que *l'exercice physique* permettent de régulariser la glycémie tout en évitant la constipation, très répandue chez les 50 ans et plus. Une *bonne hydratation* est importante L'ajout de jus de citron dans l'eau la rendra plus attrayante au goût.

La *glycémie* est un accélérateur de la dégénérescence des membres inférieurs (varices, blessures non guéries, gangrène.

Surcharge pondérale

Le poids du corps agit sur la santé au point que chaque sujet en possède un idéal en rapport avec sa taille, son squelette et sa masse musculaire. Or le maintien d'un poids propice à une bonne santé dépend de l'aptitude à brûler les graisses et à décomposer le glucose pour les transformer en énergie. Le manque d'activité physique, un stress poussent au grignotage et à une dépendance à l'égard de stimulants qui nous donnent un « *coup de fouet* » énergétique et bien qu'à court terme, cela peut paraître efficace, à la longue, cette orientation a de graves conséquences sur la santé. La personne peut entrer dans un cercle vicieux qui l'oblige à *grignoter* davantage pour obtenir le même effet, ce qui peut provoquer une dépendance et une surcharge pondérale donnant de l'anxiété, de la fatigue et des sautes d'humeur.

Ce mode de vie affecte *le cœur et système circulatoire*.

Sports à éviter : footing, marche sportive en montagne ou sur terrains accidentés provoquant un déplacement organique. Le rameur et bicyclette d'appartement vous permettent dans l'intimité de vous reprendre en main (deux à trois heures par intermittence pendant la journée).

La surcharge pondérale peut entraîner certaines pathologies hormis la glycémie ou le cholestérol bien connus.

Déficience liée a l'âge : 65 ans et plus

L'ensemble des métabolismes et des profils se modifient à partir de 65 ans. Il va de soi que le côté psychologique et physiologique devrait retrouver un équilibre par rapport à l'environnement (retraite) et au mode de vie (sédentarité).

Pour les développements et descriptions qui suivent, ce processus lent de vieillissement doit être distingué des maladies et maladies passées. Ils feront l'objet d'un développement d'un chapitre suivant.

A ce jour en France, on compte 23 millions de personnes de 65 ans et plus. Une bonne partie de ces personnes souffrent de l'âgisme, notamment ceux en maison de retraite ou en manque d'autonomie.

Le vieillissement des organes :

- Poumons : environ 65% (de capacité) à 80 ans
- Reins : 51%
- Foie : 83%
- Pancréas : 43%
- Cœur : dépend des reins et des poumons : 42%

Sur cette base de données, nous pouvons déjà extrapoler et faire un chapitre sur le vieillissement général cellulaire ; l'ATP (énergie cellulaire totale déterminé par l'EAV –électro acupuncture-) doit se situer pour un individu jeune au minimum à 83 alors que pour une personne de 75 ans, ce taux doit être au minimum à 75. 10% de personnes de 75 ans et plus ont un ATP supérieur à 75. Les 90% restant varient entre 40 et 60.

Poumons

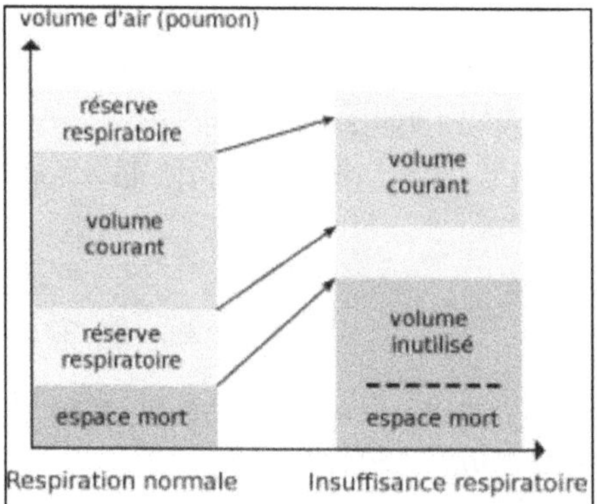

Schéma : fonction respiratoire

Lors d'une insuffisance respiratoire due au vieillissement des poumons (mode de vie) :

1. L'acidose respiratoire apparaît
2. Le travail de transformation des vitamines s'amenuise. Le rôle des enzymes se fait de façon limitée, ce qui créé des radicaux libres qui empêchent certaines cellules de se développer et de se reproduire.
3. L'affaissement osseux (colonne vertébrale) peut malmener l'arc réflexe des intercostaux (muscles) utiles à l'expiration

Reins

A noter que le *rein diminue* en poids, volume et taille

1. La première cause de mauvais fonctionnement des reins est un passé médicamenteux (vaccins, diurétiques) ayant produit des effets secondaires très néfastes.
2. Une autre cause : les chocs nerveux subis par le passé

3. Le dysfonctionnement du foie peut agir sur le vieillissement des cellules des reins (radicaux libres)
4. Une autre conséquence du dysfonctionnement des reins est l'insuffisance cardiaque
5. Déshydratation : diminution de la sensation de soif avec l'âge

Foie

C'est l'organe qui *vieillit le moins* vite du fait de sa *régénérescence constante.*

Malgré la régénérescence du foie, le système neurovégétatif de celui-ci s'épuise (désordre acido-basique) et ne produit plus assez de remèdes pour protéger les organes et le système nerveux. La connexité d'une telle situation diminue le système de défense de l'organisme et accélère le vieillissement.

1. Dépend du mode de vie (vaccins – allergie au gluten - surpoids)
2. Stress oxydatif (*chocs nerveux*)
3. Cycle du cholestérol amenuisé d'où manque de production de *coenzyme Q10* : apparition des radicaux libres

Pancréas

Cell Metabolism[31] révèle que les radicaux libres, déchets de la dégradation de l'oxygène dans la chaîne respiratoire, agissent sur la formation de vaisseaux sanguins dans le pancréas induisant une surproduction d'insuline qui a pour conséquence une réduction de la durée de vie

[31] Revue scientifique.

1. Le stress oxydatif (chocs nerveux – mode de vie) est souvent à l'origine des radicaux libres.
2. Fatigue des cellules de Langerhans (surproduction d'insuline et d'inuline)[32]
3. Moins de production d'enzymes et de bicarbonate lors de la digestion du fait que le pH de l'estomac est plus haut (production diminuée d'acides)
4. Dysfonctionnement de la rate donc du système lymphatique général des 3 organes : estomac – foie – pancréas.

Cœur

Le vieillissement physiologique du cœur agit en *augmentant la pression artérielle* et *systolique auriculaire*. Le déroulement de ces mécanismes peut conduire à des maladies cardiovasculaires jusqu'à l'infarctus.

1. Anciens styles et modes de vie (mauvaises habitudes)
2. Diminution de la sensibilité des différentes hormones
3. Altération de la vasomotricité artérielle (rigidité) d'où une pression artérielle (petite tension) systolique élevée
4. Mauvais remplissage ventriculaire gauche (insuffisance cardiaque).

Le maintien d'une *activité physique et/ou intellectuelle* occupant l'esprit ne peut qu'être bénéfique contre

---

[32] Wikipédia : Vo cellules de langerhans : *Les cellules des îlots de Langerhans [ou îlots pancréatiques... sont des cellules endocrines (produisant des hormones) du pancréas regroupées en petits amas (ou îlots) disséminés entre les acini séreux (cavités arrondies débouchant sur le canal pancréatique.)* Produisant notamment l'insuline.

l'apparition du stress oxydatif (altération des cellules du corps).

Les mesures d'électro-acupuncture ont été faites en comparant les classes d'âges au-delà de 65 ans. Ces études transversales n'ont fait qu'apporter un problème

- chez les hommes de glycémie inexpliqué
- chez les femmes de problème osseux (locomoteur).

Les études longitudinales (du fait qu'une seule personne a utilisé l'appareil EAV dans cet esprit) ne peuvent pas être prises en compte.

L'intérêt de la solubilisation des produits proposée aux patients de plus de 65 ans et plus :

- passation par le système lymphatique, microcirculation et artérioles
- Absence de travail de la bile et du pancréas pour leur absorption
- traitement externe des gencives, contour des yeux et l'arrière des oreilles
- la *coenzyme Q10* est un antioxydant hyper puissant (suppression de certains radicaux libres). Voir chapitre suivant.
- les *vitamines* liposolubles : A – D – K ne sont absorbées que partiellement par le corps contrairement à la solubilisation (90%)
- les *vitamines C et B* ont plus de facilité à passer le système porte.[33] Elles sont aquasolubles.

---

[33] Larousse médical : *Système formé par les capillaires, veinules et veines provenant de l'appareil digestif et rejoignant la veine porte, ainsi que par les ramifications de celle-ci à son autre extrémité dans le foie. (P.N.A. vera portae.). La quasi-totalité du sang veineux provenant de l'appareil digestif (estomac, intestin grêle, côlon, pancréas) et de la rate arrive dans le foie par la veine porte.*

- renforcement du système lymphatique intestinal (système immunitaire). Avantage au niveau du tissu synovial : jonction entre le système micro lymphatique et les cellules permettant la production de la synovie. Avec l'âge, il y a un vieillissement du cartilage et une alternation de ses propriétés mécaniques. Avec l'arthrose ce processus est amplifié.

Une partie des causes du vieillissement cellulaire et physiologique est la glycation[34] de certaines protéines.

Par exemple, composition du gluten :

- 75 à 80% de protéines
- 13 à 17% de glucides
- 05 à 08% de lipides
- sels minéraux pour le restant

Hypothèse : Lors des transformations chimiques au niveau du foie, cette composition éclate. Lorsque le catabolisme du gluten est déficient, la protéine du gluten ne sortira que partiellement du foie et n'y sera pas stockée. Sachant qu'elle contenait des glucides, cela favorise l'assimilation du glucose sanguin.

Le devenir de cette protéine glyquée : déjà dangereuse au niveau des organes quand une allergie au gluten est constatée, on ne connait pas les conséquences exactes mais du fait qu'elle est mieux assimilée par les cellules (glucose), elle risque d'amplifier la mort cellulaire (neurones et des fibres musculaires).

---

[34] Le figaro : *réaction chimique où des sucres se combinent à des protéines. Connue sous le nom de "glycation non enzymatique des protéines"... Elle correspond à la fixation de molécules de glucose sur les protéines de l'organisme.* La glycation accélère le vieillissement.

Principales causes de vieillissement cellulaire

Les mécanismes de vieillissement, hormis les facteurs génétiques, sont les *radicaux libres* et le *stress oxydatif, la glycation non enzymatique des protéines.*

Les radicaux libres et stress oxydatif sont en nette progression ; les testeurs contenant les *vitamines C, E, A et coenzyme Q10* permettent de retrouver une forme d'équilibre (manque).

Quant à la *glycation non enzymatique*, elle se remarque surtout au niveau de la mesure (EAV) des *reins* ; la coenzyme Q10 contribue à une amélioration mais n'est pas suffisante contrairement à certains testeurs de phytothérapie qui permettent d'accéder à un équilibre.

D'une façon générale, *l'oméga 3 associé à la Q10 ou QH (forme réduite*) fournissent un léger ralentissement de la vieillesse cellulaire des organes suivants : circulation veineuse et artérielle, lymphatique, certains catabolismes du foie (cholestérol, triglycérides).

Lors des mesures des différents organes (cœur – poumons – foie – pancréas – intestin grêle – appareil locomoteur) et dès 70 ans, le processus de mesure diffère car les recherches de l'origine sont nécessaires. Par exemple, un anti-inflammatoire donnera de bons résultats mais ne dureront plus dans le temps du fait des radicaux libres.

En fait, les produits changent par rapport à l'âge ; leur efficacité diffère.

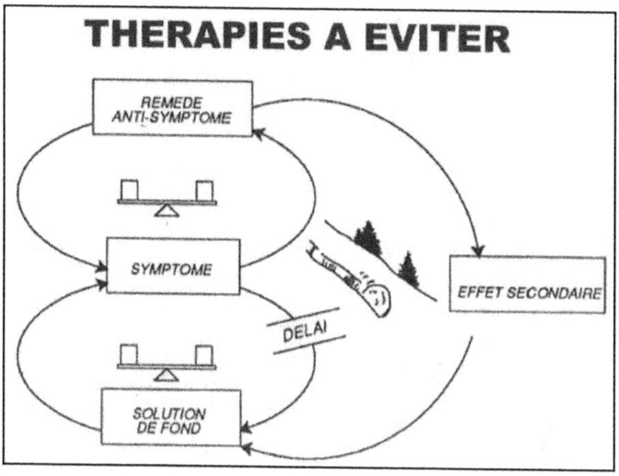

Lors des mesures, les personnes n'apportent pas les médicaments et compléments qu'ils prennent. De ce fait, les mesures risquent d'être faussées du fait des effets secondaires.

TROISIÈME PARTIE

LES THÉRAPIES

CHAPITRE 10

Les produits recommandés par Monsieur SCHLIENGER

- 1. Les plantes du Pérou et les autres plantes
- 2. La Q 10
- 3. Les vitamines
- 4. Les probiotiques
- 5. L'efficacité accentuée par les mélanges : plantes, vitamines, fibres.

Une fois le diagnostic effectué, Monsieur SCHLIENGER va recommander les produits à prendre pour rééquilibrer l'énergie des fonctions déficientes. La durée du traitement varie : entre dix, quinze jours ou trois semaines. Certaines faiblesses doivent être traitées sur une durée plus longue, notamment pour compenser les effets secondaires des médicaments en cas de traitement de longue durée (chimiothérapie notamment).

Monsieur SCHLIENGER établit un *protocole pour la journée*. Les composants sont à prendre :

- *Le matin à jeun*, avant le café ou le thé. Il n'y a pas d'incompatibilité du café comme avec l'homéopathie.
- A *10 heures* parfois

- A *midi* avant le déjeuner
- A *16 heures*
- Au *diner*

Les produits sont assimilés directement par l'organisme grâce au procédé de solubilisation, ne nécessitant pas de digestion. Les flacons d'une contenance de 200 ml ou 500 ml sont fournis avec un bouchon doseur. Une prise de 20 ml suffit. Mélangée à de l'eau ou dans jus de fruit.

Monsieur SCHLIENGER préconise aussi les sels, LES SEPSISELEN, une gamme de produits naturels, transformés par une méthode de séchage. Ces composés se diluent dans de l'eau et donnent une impression de goût salé.

Il existe aussi des composants sous forme de *gélules*.

Tout dépend de la nature du composant. Mais, en général, les composants sont donnés sous forme liquide permettant une biodisponibilité optimale et donc une très grande efficacité

SECTION 1. LES PLANTES DU PÉROU

Les propriétés thérapeutiques des plantes du Pérou sont remises à l'honneur. Ces plantes utilisées par les peuplades amazoniennes et découvertes par les Conquistadors étaient retombées dans l'oubli. Cultivées à 2000 à 5000 mètres dans des conditions difficiles, elles ont été redécouvertes il y a quelques années. Les principales sont : la maca, la griffe de chat, la chancapiedra, la graviola, le condurango entre autres. La liste des plantes utilisées par Monsieur SCHLIENGER est très longue.

• La **MACA** connue pour ses propriétés aphrodisiaques est une plante revigorante qui redonne de l'énergie, équilibre le système nerveux. Plante qui donne du tonus en général : Ses composants sont très nutritionnels : protéines, minéraux, vitamines. Elle se présente en poudre à diluer : une cuillère à café pendant une période limitée. On ne lui connaît pas de contre-indication

• La **GRIFFE DE CHAT** : Liane du Pérou, a des propriétés anti-inflammatoires et anti virales, antimicrobiennes, dépuratives. Elle est prescrite comme thérapie à de nombreuses maladies inflammatoires, douleurs articulaires et la liste n'est pas limitative.

• La **CHANCAPIEDRA** ou « brise pierre » en espagnol est un petit arbuste dont les feuilles réduisent, brisent les calculs biliaires et rénaux. Elles sont un dépuratif du rein.

• La **GRAVIOLA** dénommée aussi *COROSSOL,* est un fruit d'un arbre qui se mange, tel quel ou sous forme de glace, et dont les feuilles, le fruit et les graines sont utilisés dans la médecine traditionnelle :

« Les principales indications dans le cadre de médecines populaires sont les troubles du sommeil, les troubles cardiaques, les maladies parasitaires, les ectoparasitoses. »[35]

Depuis 1976, des études ont été faites sur les propriétés curatives contre le cancer. La graviola renforcerait le système immunitaire et détruirait seulement les cellules cancéreuses sans effet secondaire. Ces études n'ont pas été avalisées par la Federal Trade Commission des Etats-Unis. Malgré ces réserves, la graviola a des propriétés curatives mais doit être utilisée avec précaution selon des doses à déterminer.

Sa principale vertu se trouve dans son principe actif, l'acétogénine, qui aide à inhiber sélectivement la croissance de cellules rebelles. Les alcaloïdes présents dans l'écorce et les feuilles de cette plante ont un possible effet

---

[35] Wikipédia : Vo corossol.

cytotoxique. Cette plante contient des protéines, hydrates de carbone, fibres, cendres, calcium, phosphore, fer, thiamine, riboflavine, niacine, acide ascorbique, aminoacides, alcaloïdes et treiterpènes.

Elle est recommandée dans le traitement des diarrhées, dysenteries et autres maux gastro-intestinaux. Et elle est également utilisée dans des cas de tension nerveuse, stress, insomnie.

• Le **CONDURANGO.** Liane très longue, elle était utilisée contre les morsures de serpent, étant l'arbre du condor qui en mangeait comme antidote au venin, le condurango a des propriétés tonifiantes, astringentes et anti-inflammatoire, ce qui lui confère la propriété principale : analgésique gastrique.

C'est une plante efficace pour tous les problèmes d'estomac car elle stimule la bile et le pancréas en accélérant et améliorant la digestion. Elle calme les douleurs d'estomac provenant soit de gastrites, ulcères ou d'inflammations graves.

Les autres plantes mises en forme *de testeurs* pour les mesures sont très nombreuses.

Par ordre alphabétique

• **ALFALFA**. Plante recommandée pour :
– l'ostéoporose, rhumatismes, ménopause
– et en cas d'asthénie, anémie, réduction du cholestérol et au renforcement du muscle cardiaque.

Ses composants, utilisés par l'organisme pour la synthèse de ses protéines, activent un rôle bénéfique des cellules tout en évitant le mauvais métabolisme lipidique (cellulite, surpoids), ce qui par définition tonifie les ongles et cheveux.

Ne pas consommer en cas de traitement anticoagulants

• **Allium sativum :** Idéal dans les cas d'hypertension, elles protègent le cœur et les artères, en leur donnant plus de flexibilité et en les maintenant libres de dépôts de mauvais cholestérol.

• **Aloe vera** : Aide à régénérer et cicatriser les tissus endommagés par l'action des acides gastriques. En raison de ses composants actifs et de son pouvoir désenflammant, elle est reconnue comme une plante inhibitrice de la douleur.

Recommandée pour ses propriétés cicatrisantes (duodénum). C'est un laxatif naturel qui collabore au traitement des infections intestinales.

• **Ananas comosus** : Excellent diurétique naturel qui aide au traitement de maladies urinaires et à éliminer les toxines et l'excès de liquides. Son principe actif est la bromélie, une enzyme qui, de la même façon que la pepsine de l'estomac, est capable d'accélérer la digestion.

• **Apium graveolens :** Diurétique végétal, contribue à soulager la rétention de liquides. Participe aussi à l'élimination de l'acide urique et des toxines, en dépurant le sang.

Ses propriétés antibactériennes et dépuratives, en plus de son effet diurétique, aident à combattre les infections des reins causées par des bactéries. C'est un aliment excellent, particulièrement dans des maladies causées par l'excès d'acide urique telles que l'arthrite et le rhumatisme.

• **Baccharis crispa** : Possède de grandes propriétés dépuratives et diurétiques. Cette plante aide dans certains cas à diminuer des problèmes de digestion.

• **Berberis vulgaris** : Plante dépurative dont ses propriétés est celle d'un alcaloïde combattant certaines inflammations dont celle des reins. Tonique stomacal améliorant de ce fait les métabolismes liés à la digestion.

• **Bixa Orellana** : plante connue par les aztèques pour les vertus lors des maux rhumatismaux et inflammations en général.

La haute teneur en alpha et bêta-carotène (provitamine A) 3,2% de l'urucum, en synergie avec le sélénium lui confère un rôle important dans la lutte contre le vieillissement organique et le stress.

Les feuilles de cette plante contiennent des flavonoïdes, alcaloïdes, anthraquinones, stéroïdes et saponines, qui justifient son utilisation thérapeutique. La présence de stéroïdes stimule les propriétés anti-inflammatoires qui sont traditionnellement utilisées lors de maux rhumatismaux et d'inflammations de la prostate. En raison de la présence de flavonoïdes, elles collaborent en tant que diurétique sur le système urogénital en régulant la fonction rénale.

De plus, leur utilisation est recommandée pour réduire les niveaux de cholestérol, l'hypertension artérielle, l'acide urique et la cystite. Elles aident au traitement de l'insuffisance rénale, le prolapsus, l'incontinence urinaire et l'obésité.

• **Brassica napus** : Les feuilles sont excellentes pour tonifier le système nerveux et donner de la vigueur à tout l'organisme, en aidant à éliminer le stress. En plus, elles sont recommandées en cas d'anémie, car elles sont riches en vitamines et oligoéléments.

• **Brassica oleracea** : C'est la source naturelle la plus riche en vitamine U. Il facilite la digestion et soulage les maux gastro-intestinaux. C'est aussi un dépuratif du sang reconnu. Il intervient dans le métabolisme des graisses et aide à la réduction du cholestérol. Par son contenu en glutamine, il constitue l'un des meilleurs antiacides naturels. De ce fait, aide aux faiblesses stomacales.

- **Brunfelsia grandiflora** : aide à soigner le rhumatisme et les infections rhumatismales des ligaments.
- **Campyloneureum angustifolium** : Fougère, très utile pour les maux inflammatoires. Aide à fortifier le système immunologique, en contribuant à éliminer les impuretés du sang et à réguler la menstruation. Sudorifique et diurétique, aidant à éliminer l'acide urique.
- **Cassia angustifolia** : Ou séné, plante laxative.
- **Chichorium intybus** : Chicorée sauvage, les racines et les feuilles contiennent de l'inuline et du lévulose, glucides qui favorisent les fonctions du foie. Elle aide à la sécrétion de la bile, nécessaire pour la digestion des graisses. Elle possède une action laxative.
- **Chondrocanthus chamissoi**. Ces *algues marines* possèdent une série de propriétés nutritives. Une cuillerée de ces algues donne à l'organisme tout ce dont il a besoin pour maintenir un métabolisme cellulaire correct.

Ce complément alimentaire contient du :

- fer
- de l'iode
- cobalt
- magnésium,
- calcium,
- phosphore et
- potassium

Tous ces éléments sont alcalins.

Elles sont riches en iodes organique et vitamine E et fournissent un type de fibres qui provoquent un effet de satiété et stimulent le transit intestinal.

Ces algues marines aident à combattre la constipation (hémicellulose), elles réduisent les variations de la tension artérielle et se conjuguent avec le traitement de l'anémie (très riche en fer).

Efficace au traitement de l'ostéoporose.

- **Chuquiragua spinoza** : Recommandée dans les cas de problèmes de prostate et des reins. Parmi ses propriétés prime son action efficace dans le traitement de maladies hépatiques et rénales.
- **Cicer arietinum** : Vasodilatateur, agit sur le système parasympathique des organes inférieurs.
- **Citrus reticulata** : Puissant calmant et relaxant. Employé dans les problèmes du système nerveux et idéal pour diminuer les problèmes de stress, angoisse et pour se préparer à un bon sommeil.
- **Citrus sinensis** : En raison de son importante teneur en vitamines et oligoéléments, elle devient la meilleure alliée contre le stress et la dépression, deux des principaux facteurs en cas d'insomnie.
- **Clavo huasca** : Plante reconnue comme aphrodisiaque pour les hommes et les femmes. Stimulant sexuel
- **Clusia rosea** : Utilisée pour le traitement de descentes vaginales et autres maux féminins.
- **Cnicus benedictus** : Il stimule les glandes sécrétant les sucs digestifs dans l'estomac et l'intestin grêle.
- **Cyclanthera pedata** : Réduit le niveau du mauvais cholestérol dans le sang et augmente le niveau du bon cholestérol.
- **Cynara scolymus** : Réduit le niveau de mauvais cholestérol et de triglycérides dans le sang, idéal pour l'hypercholestérolémie et l'obésité.

Il tonifie, revitalise et stimule l'organisme en général.

Plante reconnue comme protecteur du foie et aidant à sa récupération.

Il agit sur les reins et provoque une augmentation de la diurèse. Ceci est bénéfique chez les personnes souffrant de faiblesses rénales, hyper uricémie, hypertension artérielle et rétention de liquides

- **Daucus carota** : Reminéralisant puissant, son apport en potassium stimule l'activité des reins et favorise l'élimination des déchets et toxines participant à la dissolution des calculs biliaires.

Excellente en tant que fortifiant d'un cerveau fatigué et comme restaurateur des nerfs.

Elle est utile pour perdre du poids, contrôler le cholestérol et l'acide urique.

- **Desmodium molliculum** : Elle possède des propriétés dépuratives agissant sur le système rénal, en étant également un excellent diurétique et désinflammatoire des voies urinaires. Recommandée traditionnellement dans les cas de gastrite.

- **Dracontium loretense** : Elle possède des propriétés anti-inflammatoires et stimule le système immunologique. C'est aussi un bon dépuratif sanguin.

- **Equisetum arvence** : Plante traditionnellement utilisée pour le traitement de maladies de la prostate, d'infections de la vessie, de sang dans l'urine et d'infections de l'urètre.

Elle contribue à l'entretien du collagène et augmente aussi bien l'élasticité des tissus que les défenses de l'organisme. Recommandée pour le traitement des rhumatismes et de l'ostéoporose.

- Feuilles de **figuier :** Elles aident à améliorer le fonctionnement intestinal et possèdent des propriétés anti-inflammatoires et digestives.

• **Geranium dielsianum** : elle possède une action hypoglycémiante.

• **Glycine max** : Les propriétés consistent en la régulation du taux de cholestérol dans le sang et la réduction du risque de son accumulation sur les parois artérielles.

C'est un complexe de phospholipides (vitamines B1, B2, B6, B12), un des groupes de substances organiques naturelles avec le plus d'effets physiologiques et métaboliques, présents dans les graines de soja.

Elle contribue à la santé et à la beauté de la peau, en la maintenant élastique et hydratée.

Elle est utilisée dans des régimes pour maigrir car elle aide à mobiliser les dépôts de graisse dans l'organisme.

Pour les personnes ayant souffert d'hépatite B, aide au catabolisme du foie et de la bile.

Elle facilite la digestion car elle accélère et améliore l'absorption intestinale.

Elle protège le foie, participe à la diminution du niveau de cholestérol et facilite la circulation sanguine.

• **Jathropha macrantha** : Plante aphrodisiaque (augmentation de l'appétit sexuel).

• **Juglans regia** : Il aide à réduire le niveau de glucose dans le sang. Recommandé pour les personnes qui souffrent de fatigue ou de dérèglements du système nerveux. C'est un tonique efficace et un dépuratif des appareils digestif et circulatoire.

• **Lactuca sativa** : Plante digestive, dépurative et un excellent aliment dans les régimes en rapport avec le surpoids, l'excès de cholestérol et l'acide urique. De plus, elle est recommandée pour les personnes nerveuses et insomniaques.

Grâce à ses propriétés calmantes et relaxantes, la laitue soulage le stress et la tension nerveuse. Elle a un effet tranquillisant, aide à calmer les nerfs et à dormir mieux.

- **Lamium album** : stimule l'ouverture du « canal de l'amour » de la prostate.
- **Lepidium sativum** : indiquée lors des inflammations ostéo-articulaires et des contractures musculaires produites par diverses maladies rhumatisantes touchant les muscles, les cartilages et les os. Recommandée pour le traitement du scorbut, comme apéritif et tonique stomacal.
- **Linum usitatissimum** : est connu depuis la nuit des temps mais est toujours utilisé pour ses propriétés bénéfiques pour la santé. Il possède une grande quantité d'acides gras insaturés, fibres alimentaires, lignanes.

Particulièrement bénéfique pour les personnes souffrant de constipation, il est aussi une aide au système cardiovasculaire (réduction du mauvais cholestérol dans le sang).

- **Matricaria chamomilla** : la camomille. Utilisée en cas de nervosité et insomnie, elle possède des propriétés sédatives modérées. Elle convient au soulagement des effets de la dépression. C'est un excellent stimulant digestif.
- **Maytenus macrocarpa** : analgésique, anti tumoral, antiarthritique, immunostimulant, antirhumatismal, relaxant musculaire.
- **Medicago sativa** : Son apport en calcium et vitamine D évite la décalcification des os. Elle stimule l'appétit et améliore la santé physique et mentale ; c'est un énergisant naturel à haute valeur protéique.
- **Melisa officinalis** : Utilisée pour aider à restaurer la mémoire et dans les problèmes d'insomnie. Possède des propriétés tranquillisantes. C'est un calmant et un digestif.
- **Mentha spicata** : plante aromatique avec beaucoup d'utilisations médicinales. Elle agit sur les digestions

lentes, les inflammations du foie et la vésicule, les gaz intestinaux et les étourdissements, en combinant des propriétés stimulantes et sédatives.

- **Miel** : de par sa richesse en éléments biologiques, le miel augmente les capacités du système de défense immunitaire.
- **Morinda citrifolia** : contribue à la prévention et au traitement du cancer, en aidant à réguler la croissance de tumeurs et de cellules malignes. Parmi ses effets évidents priment l'action protectrice en tant qu'antioxydant, anti-inflammatoire, analgésique, énergisant et purificateur du sang. Il est conseillé dans le traitement du diabète, de la pression artérielle élevée, des pathologies du cœur, de l'arthrite et des ulcères. Ce fruit médicinal a comme fonction principale celle de renforcer le système immunologique des personnes, ainsi que d'augmenter les défenses de l'organisme. Il maintient l'organisme libre d'infections, améliore la circulation, nivelle la tension artérielle et est un régénérateur cellulaire.
- **Notholaena nivea** : Il possède une action hypoglycémiante.
- **Olea europea** : Recommandé pour combattre le cholestérol. La consommation quotidienne des feuilles aide également à protéger la santé du cœur. De plus, elles nettoient les artères et les veines des résidus du mauvais cholestérol et des triglycérides.
- **Origanum vulgare** : Elle stimule le système nerveux et le système neuro-végétatif.
- **Panax ginseng** : Stimulant naturel de l'organisme, il améliore le fonctionnement des glandes endocrines et le système nerveux en aidant à combattre le malaise provoqué par la ménopause.

La racine de cette plante est utilisée pour améliorer les fonctions mentales ; elle augmente le potentiel nerveux et l'énergie physique, en augmentant le rendement physique et mental.

- **Para para** : Stimulant sexuel, augmente la libido. A des vertus contre l'arthrite et les rhumatismes.
- **Passiflora edulis** : Elle est l'un des meilleurs remèdes pour tous les types de problèmes nerveux et a un effet sédatif qui ne crée pas d'états dépressifs.
- **Peamus boldus** : Il a une action digestive et protecteur hépatique. Il combat les différents maux provoqués par la mauvaise digestion (maux de tête, constipation).
- **Petroselinum crispum** : Participe au bon fonctionnement du foie, aidant à soulager les intoxications causées par l'excès de boissons alcooliques. Conseillé dans les cas d'insuffisance cardiaque, manque d'appétit et anémie.
- **Plantago major** : Cette plante soulage les brûlures de l'estomac causées par l'aigreur. Elle possède des propriétés anti-inflammatoires et est utilisée dans le traitement de maux respiratoires.
- **Plukenetia volubilis** : Plante qui donne une huile végétale la plus riche en acides gras poly insaturés parmi toutes les graines oléagineuses utilisées pour la consommation humaine.

L'huile détient un important contenu d'acides gras Oméga 3 (plus de 48 %), d'Oméga 6 (36%) et d'Oméga 9 (8%). Elle est très digeste et contient de la vitamine A (antioxydants) et de la vitamine E (alfa-toroferol).

Les omégas 3 sont essentiels à la santé et ne sont pas créés par le corps. Ils semblent réduire l'inflammation et aider à prévenir certaines maladies du cœur et l'arthrite. Ils sont indispensables pour le cerveau où leur concentration est importante.

Les omégas 3 et 6 réduisent le cholestérol, interviennent dans la formation du tissu nerveux, du tissu oculaire et de la structure des membranes cellulaires et de manière indirecte, règlent la pression artérielle et la fonction immunitaire.

La vitamine A, antioxydant, est indispensable à la vision, à la croissance des bronches, des intestins ou encore de la peau.

La vitamine E est reconnue comme étant essentiellement un antioxydant freinant le vieillissement cutané et assurant la stabilité des structures cellulaires. Elle a également un effet bénéfique sur le taux de cholestérol et prévient de certaines maladies cardiovasculaires.

• **Propolis** : Action antibactérienne et anti-infectieuse. Elle stimule le système immunitaire, en augmentant les défenses de l'organisme. Elle est particulièrement utile dans la prévention et le traitement des faiblesses respiratoires. Elle participe au traitement de l'appareil digestif et des infections dentaires.

C'est un antioxydant puissant.

• **Prunus domestica** : riche en fibres, c'est pour cela que leur consommation est recommandée pour régulariser les fonctions intestinales.

• **Raphanus sativus** : Plante utile au bon fonctionnement de l'appareil digestif grâce à sa capacité d'augmenter la flore intestinale. En plus elle est un excellent diurétique.

• **Rosmarinus officinalis** : Par son action tonique elle stimule le système nerveux et circulatoire, en renforçant la mémoire. Elle est utilisée comme stimulant digestif. Elle participe au traitement de la fatigue nerveuse et des maux de tête.

- **Sesamum indicum** : Par son contenu en acides gras insaturés, elle réduit le mauvais cholestérol et le niveau de triglycérides dans le sang.
- **Smallanthus sonchifolius :** Aliment de la flore intestinale, dont la fonction prébiotique est bénéfique pour les personnes souffrant de diabète.

Parmi d'autres bénéfices qui sont attribués à cette racine on trouve le soulagement de problèmes digestifs et respiratoires et la régulation des indices élevés de cholestérol.

- **Solanum melongena** : Dépuratif du sang, elle augmente la sécrétion de l'urine. Efficace dans le traitement des faiblesses rénales et urinaires. En raison de sa valeur énergétique réduite elle est recommandée pour perdre du poids
- **Tamarindo indica** : Fruit délicieux avec des propriétés laxatives et diurétiques. Recommandé pour le traitement de la constipation et pour améliorer les fonctions intestinales.
- **Taraxacum officinale** : Elle favorise l'élimination de l'excès de liquides dans l'organisme. Elle est traditionnellement utilisée pour ses propriétés dépuratives et hépatoprotectrices, pour dépurer le sang de toxines et protéger le foie. C'est un diurétique reconnu, car il contient du potassium.
- **Theobroma cacao** : Contient de la théobromine, un alcaloïde qui aide le système nerveux.
- **Tiquilia paronychioides** : Elle contribue à éliminer l'acide urique.
- **Triticum vulgare** : source naturelle de vitamine E, l'un des antioxydants naturels les plus puissants. Recommandé dans les cas de fatigue intellectuelle.
- **Uncaria tomentosa** : Propriétés anti-inflammatoires, soulage la douleur, participe au traitement de

l'arthrite rhumatoïde, d'arthrites diverses, des rhumatismes et du lupus. Elle est prescrite en cas d'inflammation de la prostate produite par des infections.

Les alcaloïdes sont une des principales bases du développement des médicaments actuels. Cette plante contient plusieurs acaloïdes : l'isoptéropodine - les oxindoliques tels que l'isomitraphylline, la mitraphylline et l'alleptéropodine.

Les propriétés :

- aide à maintenir la résistance du système immunologique,
- désintoxique l'organisme,
- améliore la qualité de vie des personnes souffrant de thérapies lourdes,
- Aide excellente lors de traitement d'ulcères, arthrite et prostate
- Source admirable d'antioxydants maintenant la jeunesse de l'organisme

• **Unonopsis Floribunda Diels :** Aide à combattre des maladies associées à la douleur et l'inflammation telle que le rhumatisme et l'arthrite.

• **Urtica dioica** : Cette plante améliore le fonctionnement du foie et stimule la fonction biliaire.

Les racines régulent les hormones féminines, en participant au traitement des maux causés par la ménopause.

• **Valeriana officinalis** : cette plante a des propriétés sédatives et tranquillisantes

• **Verbena officinalis** : Elle aide à nettoyer le sang et à la digestion. Elle est recommandée pour les maux d'origine hépatique ou rénale.

• **Zea mays** : Diurétique naturel reconnu.

Source : Algas Marinas SRL – Lima - Perou

Autres testeurs de plantes & produits annexes

• **Vaccinium macrocarpon.** Capacité antioxydante importante. Elle renferme différents types de flavonoïdes, de puissants antioxydants qui permettent de neutraliser les radicaux libres du corps. Elle agit contre les :

- Infections du système urinaire
- Désordres gastro-intestinaux. Des études indiquent que la consommation régulière de ce jus pourrait prévenir les infections par Helicobacter pylori à l'estomac. Cette bactérie est une cause de plusieurs problèmes d'estomac, dont les gastrites chroniques et les ulcères gastriques et duodénaux.
- Santé dentaire et gingivale. Sa consommation et ses différents composés réduiraient la formation de la plaque dentaire, de la carie dentaire et des maladies parodontales.
- Maladies cardiovasculaires. Plusieurs études indiquent que la consommation de flavonoïdes dans les aliments et les boissons peut diminuer le risque d'athérosclérose, processus menant à l'apparition des maladies cardiovasculaires

Source : Dt.P., M.Sc., nutritionniste, Institut des nutraceutiques et des aliments fonctionnels (INAF), Université Laval.

• **Crataegus laevigata.** Cette plante agit sur l'insuffisance cardiaque congestive

La Commission E, l'Organisation mondiale de la Santé et l'ESCOP reconnaissent l'usage de l'extrait de Crataegus laevigata (feuilles et fleurs) pour traiter l'insuffisance cardiaque congestive de classe II.

• **Silybum marianum.** Plante recommandée pour les maladies du foie. La silymarine contenue dans cette plante est une substance très efficace pour protéger le foie. Elle est utilisée pour la prévention et le traitement de divers troubles hépatiques : hépatite, cirrhose, calculs biliaires, ictère (jaunisse) et dommages causés au foie par des substances toxiques.

Elle améliore le contrôle de la glycémie et réduit les taux de cholestérol et de triglycérides.

Source : Faculty of Land and Food Systems, University of British Columbia

• **Curcuma longa.** Plante anti-inflammatoire puissant, recommandée contre :

– Arthrose, Arthrite
– Maladies inflammatoires chroniques (système digestif…)

Source : Société canadienne de recherche

• **Camellia sinensis.** Plante efficace pour la

– Réduction du taux de cholestérol.
– Réduction de l'hypertension.

Source : Société canadienne de recherche

• **Boswellia serrata.** Plante recommandée en cas

– Asthme,
– arthrite, arthrose,
– maladies inflammatoires intestinales

Source : Département de pharmacologie, Université de Montréal

SECTION 2 : LA COENZYME Q 10 (CoQ10) OU UBIQUINONE

La coenzyme Q 10 ou CoQ10 ainsi appelée car elle se trouve dans tout l'organisme. Elle vient du mot « ubiquité », soit « omniprésence ».

Elle se trouve *dans le coeur, dans les muqueuses des gencives et de l'estomac, dans les tissus de tous les organes qui jouent un rôle dans le système immunitaire, dans le foie, les reins et la prostate.*[36]

La coenzyme Q10 a deux principales fonctions dans les cellules :

- dans la membrane mitochondriale interne pour la production *d'énergie*
- dans les membranes externes des cellules, pour leur *protection et la régénération de la vitamine E.*

Les plus fortes concentrations de CoQ10 se trouvent dans le cœur, le foie et les poumons – organes nécessitant le plus d'énergie.

La Coenzyme Q10 est un élément essentiel pour l'organisme. Ayant presque la même structure chimique que la vitamine K, elle active la *production d'énergie* sur le plan cellulaire. Elle est impliquée dans la fourniture d'énergie (ATP) de toutes les cellules du corps. Elle est le lien dans la chaîne respiratoire et de ses électrons. L'effet protecteur (piégeur de radicaux libres) et thérapeutique (revitalisation de cellules passives) de la coenzyme Q10 ont été démontrés.

La coenzyme Q10 (CoQ10) est un antioxydant protecteur contre les radicaux libres.[37]

Elle a été découverte en 1957 aux Etats-Unis et est validée comme traitement de l'insuffisance cardiaque congestive car les personnes qui en sont atteintes présentent une quantité de CoQ10 insuffisante.

Elle aurait aussi des propriétés contre le cancer : les personnes atteintes de cancers (sein, poumon, prostate,

---

[36] passportsante.net Vo Q10.

[37] Wikipédia : radicaux libres : espèce chimique *possédant un ou plusieurs électrons non appariés sur sa couche externe. Il se note par un point. La présence d'un électron célibataire confère à ces molécules, la plupart du temps, une grande instabilité... il y a généralement une corrélation entre les radicaux libres et le vieillissement. »*

pancréas, côlon, rein, etc.) ayant des taux de CoQ10 anormalement bas.

La coenzyme CoQ10 est *produite par le corps* qui devrait en principe s'auto satisfaire pour ses besoins journaliers. Une personne adulte en bonne santé a besoin de *30 mg par jour*. Seulement 3 à 5 mg sont absorbée par les aliments. (Viandes, poissons, noix, graines). Si la personne n'est pas en bonne condition physique (âge, stress, accident..) le corps ne va pas produire de CoQ10. Il est donc indispensable de compenser la déficience.

Les Japonais fabriquent la coenzyme Q10 en faisant fermenter des betteraves et de la canne à sucre avec des levures. La fermentation est alors chauffée, séchée et réduite en poudre. Molécule naturelle, la coenzyme Q10 est un complément alimentaire.[38]

La coenzyme CoQ10 n'a aucun effet négatif et il n'y a aucune contre-indication.

Les indications sont nombreuses :

- Obésité, cholestérol, diabète : L'apport de Q10 améliore, lors de prise de statines, non seulement la qualité circulatoire de l'organisme mais aussi la qualité du muscle cardiaque.
- Lutte contre le vieillissement : dégénérescence maculaire entre autre
- Le cerveau : la coenzyme Q10 agit d'une façon positive sur le système nerveux.
- La peau : La coenzyme Q10 améliore certaines maladies de la peau telle le psoriasis.

Elle accroit la régénérescence de la peau. En cosmétologie, la coenzyme Q10 est employée contre le vieillissement de la peau (rides).

---

[38] Passeportsante.net.

Les quantités à prendre sont variables. Pour un effet thérapeutique, il faut prendre entre *60 mg à 300 mg par jour*. La quantité maximale est de 1200 mg par jour (maladies cardiaques, cancers, diabète entre autres). La coenzyme Q10 est vendue en général sous forme de gélules de 10mg. Mais il faut être attentif à la fiabilité du produit et contrôler sa qualité. Monsieur SCHLIENGER propose des produits de très grande sécurité.

La *coenzyme Q10* n'altère aucun traitement bien au contraire puisqu'elle permet l'éveil cellulaire des organes concernés.

Faiblesses lourdes et compliquées

Rappel sur les radicaux libres

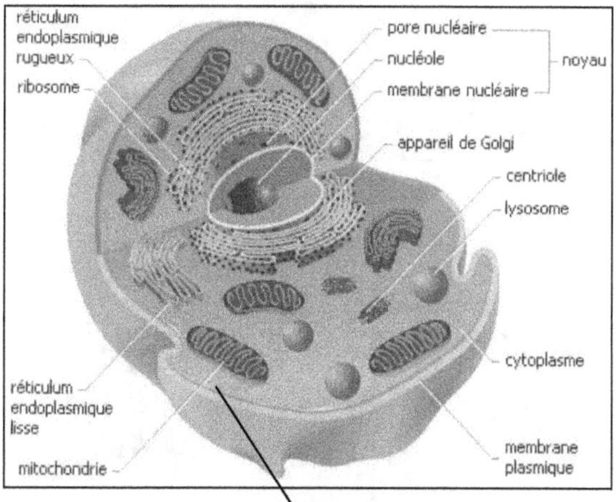

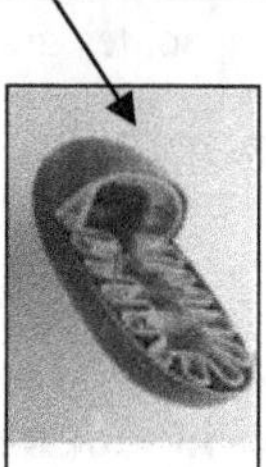

Mitochondrie

La coenzyme Q10, énergisant cellulaire, agissant comme « booster » métabolique dans la mitochondrie est réduite en QH, élément essentiel contre les radicaux libres.

Risques intracellulaires de production de radicaux libres oxygénés : ces derniers sont à l'origine du vieillissement, du manque d'énergie nécessaire à certains organes vitaux (reins, cœur…).

Risques exogènes : liquide interstitiel où les radicaux libres attaquent la membrane et ensuite attaquent le noyau qui peut provoquer une altération de l'ADN (noyaux). Soit c'est la mort cellulaire, soit le dérèglement pouvant déboucher sur des faiblesses graves.

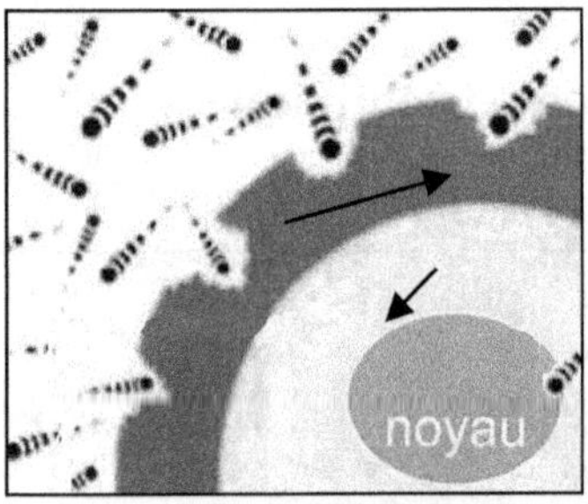

Oxydation de l'ADN

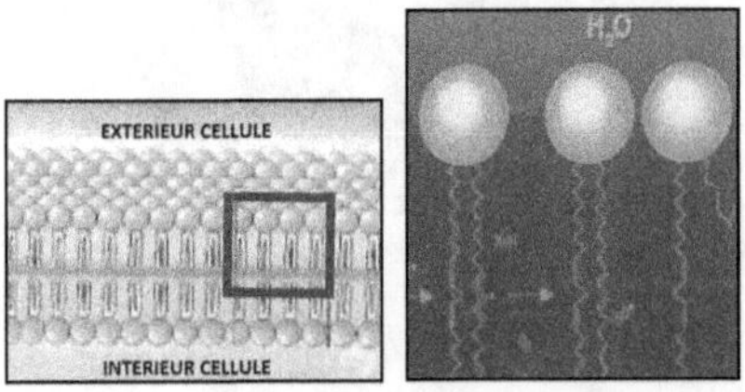

Oxydation des acides gras membranaires

La coenzyme est absorbée directement par la cellule pour son besoin énergétique. Si ce mécanisme ne fonctionne plus ou mal, les radicaux libres oxydatifs venant de l'extérieur attaquent le noyau du fait de manque de résistance (QH).

Il faut rappeler que **la coenzyme Q10 est fabriquée par le foie par le même catabolisme que le cholestérol**.

Le tableau ci-dessous indique la posologie de la COQ10 recommandée :

Insuffisance cardiaque	100 mg 2 X/j pendant 12 semaines ou jusqu'à amélioration significative, puis 100 mg en continu	Amélioration de la fonction cardiaque, diminution des palpitations, de la gêne respiratoire et de la fatigue
Insuffisance coronarienne	100 mg par jour	Réduction significative du taux de la Lp(a), marqueur du risque d'infarctus, au bout de seulement 4 semaines de cure.
Chirurgie cardiaque	100 mg par jour pendant les 2 semaines qui précèdent l'opération et les 4 suivantes	Amélioration nette du pronostic post-opératoire.
Infertilité masculine	100 mg 2 X/j pendant 6 mois	Dans certains cas, résolution du problème dès les trois premiers mois de cure. Surtout conseillé dans les cas où la « paresse » du sperme est la cause apparente de l'infertilité.
Éclampsie (prévention de l')	50 à 100 mg par jour	Cure recommandée à toute femme enceinte qui présente une hypertension, une albuminurie ou un diabète.
Hypertension artérielle	60 à 100 mg 2 X/j jusqu'à amélioration significative	Amélioration significative dans la moitié des cas (à mettre en parallèle avec le fait qu'environ quatre personnes hypertendues sur dix sont carencées en CoQ10).
Diabète	100 mg 2 X/j pendant 1 an	Amélioration de la tolérance au glucose, contribution active à la normalisation de la glycémie
Obésité	100 mg par jour	En accompagnement d'un régime amaigrissant. Une étude a montré qu'un régime associé à la prise de CoQ10 donnait de meilleurs résultats qu'un régime seul (perte de poids moyenne deux fois et demie plus importante).
Cancers (traitement adjuvant des)	200 à 300 mg 2 X/j	Amélioration de la qualité et de l'espérance de vie. Des cas de régression de tumeurs de diamètre important ont été observés (cf. travaux du cancérologue danois Lockwood).
Maladie de Huntington	300 mg 2 X/j	Protection contre certaines toxines mitochondriales, détérioration plus lente de l'état du malade.
Maladie de Parkinson	1 200 mg par jour (3)	Amélioration significative des performances physiques, des capacités intellectuelles et de l'humeur.
Problème gingivaux (saignements, douleurs, infections), atteintes parodontales (inflammations, déchaussement dentaire)	50 à 100 mg par jour pendant quelques semaines, voire davantage, selon ancienneté et gravité du problème	Arrêt des saignements, stimulation de l'immunité naturelle, action antioxydante, augmentation des niveaux de CoQ10 dans les poches parodontales.

Source Didier le Bail

La combinaison de la coenzyme Q 10 avec des vitamines, C, A (yeux), les acides gras omégas 3 (vieillissement) améliorent l'efficacité de la régénérescence et du renouvellement cellulaire.

SECTION 3. LES VITAMINES

« Une vitamine est une substance organique nécessaire en faible quantité au métabolisme d'un être vivant... Les vitamines sont des compléments indispensables aux échanges vitaux. » [39] ....Elles sont apportées par l'alimentation mais il reste peu de vitamines après la cuisson des aliments notamment et en raison de l'industrialisation de l'agriculture et du mode de distribution des produits agro-alimentaires (fruits et légumes cueillis non muris et transportés dans des frigorifiques).

« On distingue deux groupes de vitamines : les vitamines hydrosolubles (solubles dans l'eau) et les vitamines liposolubles (solubles dans les graisses). »

Les vitamines liposolubles

- Vitamine A / bêta-carotène
- La vitamine A joue un rôle dans le développement de nombreux tissus (os, dents, peau, cheveux, yeux, muqueuses, ongles, cellules saines du corps, sang, système immunitaire). Elle ne peut être absorbée correctement par le corps que par la solubilisation. Il faut éviter la surdose.
- Vitamine D
- L'effet de la vitamine D est connu pour le renforcement et la prolifération des cellules souches des os, du cartilage et autres cellules présentes dans notre

[39] Wikipédia Vo : vitamines.

corps. Elle est une hormone apparentée aux stéroïdes ; elle résulte de l'action de la lumière UV-B sous la forme de cholestérol présent dans la peau. Cette vitamine est aussi produite par les seins, la prostate et le colon ce qui démontre l'indispensabilité de cette vitamine.

- Vitamine E (tocophérol). Elle est importante pour le système immunitaire, nerfs, artères, sang et yeux. Elle est un antioxydant naturel et protège également contre la dégradation Q10.
- Vitamine K. Elle regroupe plusieurs molécules ayant un rôle essentiel dans la coagulation sanguine. Elle aide l'organisme à maintenir les os en bonne santé et à entretenir les vaisseaux sanguins et lymphatiques.
- Vitamines aquasolubles
  - Vitamine B1 (thiamine) : importante pour les nerfs, les muscles et le cerveau
  - Vitamine B2 (riboflavine) : importante pour le métabolisme énergétique, la fonction cérébrale et la croissanceVitamine B3 (niacine) : importante pour la production d'énergie, le métabolisme des hormones, le métabolisme du cerveau, le pigment de la peau et le reconditionnement des gènes
  - Vitamine B5 (Panthénol) : importante pour la production d'énergie, la production d'hormones, la guérison des plaies, pour les neurotransmetteurs, la pousse de cheveux, la peau. Elle est aussi appelée „vitamine anti-stress"Vitamine B6 (pyridoxine) non seulement est indispensable auprès des protéines et des acides aminés, mais elle influence la croissance, synthétise l'hémoglobine et transforme le tryptophane en vitamine B3Vitamine B12 (Cyanocobalamine). Vitamine la plus importante pour la formation de

sang. Elle est essentielle pour un système nerveux sain et une fonction mentale normale. A recommander aux personnes âgées pour la mémoire et la flexibilité des artères, veines et lymphes

- Vitamine C (acide ascorbique). Antioxydante, elle est nécessaire pour la croissance tissulaire et la réparation des tissus. Elle protège contre les effets nocifs des radicaux libres, les infections et améliore l'immunité. Utile à la régularisation du cholestérol et permet d'abaisser la tension artérielle en prévenant le durcissement des artères (artériosclérose).

SECTION 4. LES PROBIOTIQUES

Les probiotiques sont des compléments indispensables au bon équilibre de la fonction intestinale et donc de tout l'équilibre nutritif et énergétique que la fonction de l'intestin grêle apporte à l'organisme. (Voir chapitre précédent consacré à l'intestin grêle).

Définis en 2001 par l'Organisation Mondiale de la santé (OMS) pour être des *« micro-organismes vivants qui, lorsqu'ils sont ingérés en quantité suffisante, exercent des effets positifs sur la santé, au-delà des effets nutritionnels traditionnels »*[40] *« Ces bactéries ou levures stimulent le système immunitaire. »*

Pour être efficaces sur la flore intestinale, ces bactéries doivent arriver vivantes dans *l'intestin grêle après le passage de l'estomac et des sucs gastriques et pancréatiques.*

« Les probiotiques modulent l'activité du système immunitaire intestinal, en renforçant l'immunité

[40] Wikipédia : probiotiques.

lorsqu'elle est faible, ou en la réduisant... en cas d'allergies ou de maladies inflammatoires de l'intestin. La fonction de barrière de la muqueuse intestinale est en effet améliorée, par augmentation de la production de mucus ou des anticorps de type IgA »[41]

A cette fonction de défense immunitaire, s'ajoute le rôle de production de *sérotonine, hormone du bonheur* qui se fait dans l'intestin, facteur d'équilibre psychique[42]

La difficulté est de trouver *les bons probiotiques* adaptés à son organisme.

Il faut rappeler que la découverte des bienfaits des yaourts fabriqués par les bulgares a été faite par un sujet russe devenu français, *Élie Metchnikoff*, prix Nobel de médecine en 1908, qui avait constaté la longévité des bulgares et attribué cette observation à leur consommation de yaourts. Il avait décelé l'existence de la fonction immunitaire de l'organisme améliorée par la présence des bactéries présentes dans le yaourt.

En principe, un yaourt est du lait fermenté par deux bactéries : Lactobacillus bulgarius et Streptococcus thermophiles. Mais il y a aussi le bifidus et le L.casei.

Cependant, un seul yaourt ne suffit pas à assurer le bon état de la flore intestinale, sujette à des déséquilibres chimiques de causes diverses. Et l'alimentation ne suffit pas non plus à remplir ce rôle.

La composition des probiotiques proposés par Monsieur SCHLIENGER est fonction de l'âge de la personne. A chaque étape de la vie, les besoins en probiotiques varient.

Les probiotiques SODOCOS sont ainsi répartis selon les âges :

---

[41] Wikipédia : probiotiques.

[42] Site Sodocos www.sodocos.

- bébé
- enfant
- adulte
- senior

L'équilibre de la flore intestinal est suffisamment assuré en faisant une cure de probiotiques d'un mois, au maximum une cure par saison.

SECTION 5. COMBINAISON DES PRODUITS

Le traitement est optimisé en combinant les plantes, les vitamines et les probiotiques pour certaines faiblesses et bien entendu la Coenzyme Q10, produit naturel exceptionnel par sa fonction énergétique.

La durée des traitements varient : de dix jours à trois semaines.

Certaines faiblesses doivent être contrôlées régulièrement par des mesures permettant d'arrêter, de modifier la thérapie.

CHAPITRE 11

Autres actions complémentaires. Hygiène de vie, activité sportive. Bienfaits et précautions

La santé est un équilibre global. Les thérapies s'inscrivent dans une hygiène de vie. En cas d'alcoolisme qui détruit l'organisme dont les mesures sont anormales ou de drogues, la première action est d'arrêter. Avec l'aide de psychologues si nécessaire.

SECTION 1. HYGIÈNE DE VIE ET DIÉTÉTIQUE

La diététique est essentielle pour être en bonne santé.

Un régime alimentaire bien équilibré comportant beaucoup *de fruits et légumes frais* améliore considérablement notre santé. Il nous inspire alors le sentiment d'être beaucoup plus actif après les repas tout en augmentant notre dynamisme.

Les nutriments dont nous avons besoin varient non seulement en fonction de nos âges, sexe et état de santé général mais aussi en fonction de notre *mode de vie*.

Une alimentation équilibrée se compose à *80 % d'aliments basogènes et à 20 % d'aliments acidogènes.*

Aujourd'hui, nous nous alimentons de manière totalement inverse : le risque de tomber malade des suites d'une surcharge d'acides touche au moins 85 à 90 % de la population, certains auteurs parlent même de chiffres plus élevés.

Aliments formateurs d'acides et de bases

	Aliments Acidifiants	Aliments Alcalinisants
Protéines animales	Viande de boeuf, volaille, poissons, crustacés, blanc d'oeuf.	Le lait, jaunes d'oeuf
Boissons	Les alcools, le café et les thés du commerce.	Les jus de légumes, les jus de fruits frais... Les thés verts, banchi ou kombucha. Les infusions de plantes.
Céréales et légumes secs	Tous les légumes secs (pois chiche, lentilles, haricots rouges...) sauf le soja. Toutes les céréales (y compris leurs dérivées : pâtes, pain...) sauf l'orge.	Graines de soja, produits dérivés du soja et l'orge.
Fruits (frais ou secs)	Aucun sauf l'abricot et la prune	Tous sauf l'abricot et la prune
Fruits oléagineux et graines	Tous les fruits oléagineux (noix de Cajou, cacahuètes, noix de pécan, noix...) sauf les amandes et les noix du Brésil	Amandes, noix du Brésil, chataignes, noix de coco, graines de citrouille, de sésame, de tournesol. Les graines germées.
Légumes	Les huiles végétales raffinées. L'asperge, l'artichaut, les choux de Bruxelles, le cresson, la rhubarbe, les tomates et les oignons.	Les huiles végétales de premiere pression à froid. Tous les légumes sauf l'asperge, l'artichaut, les choux de Bruxelles et les oignons.
Légumes orientaux	Aucun	Maitake, Daikin, Pissenlit, Shitake, Kombu, Reishi, Nori, Umeboshi, Wakame...
Produits sucrés	Les bonbons, le miel, le sirop d'érables, la saccharine, les boissons sucrées, le sucre, le chocolat...	Aucun
Autres	Médicaments, les vinaigres du commerce, les produits chimiques...	Le vinaigre de cidre, les épices: canelle, curry, gingembre, sel de mer, miso, tamari...

Les études médicales récentes ont montré l'augmentation des aliments allergènes (cacahouète entre autres) dont les enfants soufrent et cela du fait de la composition des aliments de nos sociétés occidentales (trop sucrés, trop gras).

SECTION 2. ACTIVITÉ SPORTIVE : BIENFAITS ET PRÉCAUTIONS

L'activité sportive ou au moins l'exercice régulier d'une dépense physique est essentielle pour le maintien ou la restauration de l'équilibre énergétique et de la santé.

Monsieur SCHLIENGER dit souvent aux personnes qui viennent se mesurer, notamment quand elles sont en état d'anémie, de déficience de l'état général qu'elles doivent activer les produits qu'il leur donne par l'exercice physique.

« Il faut faire fonctionner l'organisme, l'oxygéner, marcher une heure par jour ou plus si possible ». Les produits sont une complémentation et ils doivent circuler dans le corps. En plus, marcher est bon pour l'esprit. ».

Les personnes âgées sont encouragées par Monsieur SCHLIENGER à faire un minimum d'exercice.

Si la marche ne nécessite pas de réserves particulières-notamment la *marche suédoise* qui se pratique avec des bâtons- par contre, la pratique d'un ou de plusieurs sports doit se faire en vérifiant la *compatibilité* du sport avec la personne et ses faiblesses.

Conseils pour adapter une activité sportive en fonction de son profil

Tous les sports ne sont pas bons pour chacun d'entre nous. Les choix de l'activité doivent se faire en fonction des besoins de la personne et de ses aptitudes et capacités physiques.

Monsieur SCHLIENGER a établi des *profils de sports en corrélation* avec le but hygiénique et bienfaisant pour la personne.

Energie - Profil 1 : Badminton, tennis

Pour *canaliser l'énergie*, des sports nécessitant une forte concentration, sont à privilégier : le golf, le criquet, le badminton, le ping-pong, le tennis… La concentration nécessaire au niveau des mouvements et de la stratégie de jeu favorise la détente et le retour à la normale du *système nerveux*.

Peau - Profil 2 : Natation

Des sports peuvent aider à améliorer la qualité de votre peau. Ce sont principalement des sports ou des activités en rapport avec l'eau comme par exemple la natation, les bains d'eau de mer, le sauna etc...

En effet, par l'action du chaud et du froid, ces activités *stimulent l'épiderme* et permettent la libération de corps gras dans l'organisme. Le résultat de l'élimination des déchets de la peau est immédiat. L'idéal serait de combiner la marche dans l'eau de mer avec des bains de soleil. Ces derniers ne peuvent qu'amplifier le métabolisme de la peau notamment pour la production de la vitamine D indispensable contre la dégénérescence osseuse.

Respiration - Profil 3 : Yoga, sophrologie

Les *troubles respiratoires* peuvent être améliorés par la pratique de sports de détente et de relaxation.

Le Yoga, la Sophrologie, le chant etc... favorisent la concentration mais surtout « l'apprentissage » respiratoire. Pour les personnes, ayant des difficultés respiratoires, les exercices pratiqués lors d'une séance de Yoga permettront de « réapprendre à respirer ». La natation est aussi à conseiller, car elle permet de stabiliser la respiration sur des exercices d'endurance.

Marche - Profil 4 : Stress

La marche durant une période assez longue (entre 6 et 8 heures) est recommandée pour évacuer le stress. Au bout de 4 heures de marche, le corps penche du côté alcalin (protection naturelle).

Une pause d'environ 20 minutes est recommandée toutes les 2 heures. Durant cette pause, la personne devra décrire, dessiner ce qu'elle a vu durant la marche à proprement parler, ce qui permet de reprendre les émotions dans le descriptif. Ce travail sur soi par l'exercice permet de :

- diminuer la résistance à une nouvelle vision,
- diminuer les contraintes subies,
- d'améliorer l'oxygénation du sang.

Coeur - Profil 5 : Vélo

Pour *muscler et entretenir* le coeur, rien de tel que la pratique régulière du vélo.

Il ne s'agit pas de réaliser des performances de sprinter mais plutôt de pratiquer un effort stable et continu (au moins 2 heures de vélo par séance). Ce sport permet l'oxygénation des cellules du système cardiovasculaire et réduit partiellement les phases actives de l'adrénaline et noradrénaline.

Utilisation du Q10 : la fréquence cardiaque est améliorée chez les malades souffrant légèrement du coeur, le métabolisme lipidique, le VO2max ainsi que le temps à l'effort sur tapis roulant sont améliorés.

(Source : Département de biochimie, Université de Montréal, Québec, Canada 2007)

Métabolisme - Profil 6 : Fitness, Step

Le problème majeur du métabolisme est l'assimilation du glucose et des corps cétoniques (carburant du muscle). L'imperméabilité des cellules vis-à-vis du glucose s'améliore dans un milieu musculaire local acide, d'où la nécessité de travailler un maximum de muscles pendant 2 heures. Des tâches de la vie courante peuvent également être de bons exercices : le ménage, les montées et les descentes d'escaliers… Des matériels sont spécialement conçus pour travailler tous les muscles du corps, ce qui maximise les échanges et l'assimilation du glucose dans le sang. Le fitness et le stretching : environ deux heures par jour quel que soit le niveau ne pourra que vous aider.

Elimination - Profil 7 : Tous les sports

Tous les sports sont à pratiquer, mis à part la course à pied en raison des risques non négligeable de tendinites (élément exogène). Il faudra particulièrement veiller à l'hygiène de vie notamment par rapport au *tabac et à l'alcool* qui entravent fortement l'irrigation des tendons ; les risques de tendinites sont donc considérablement accrus par une mauvaise hygiène. Les exercices et sports à pratiquer doivent être d'une courte durée mais peuvent être intenses. L'importance de la préparation, de l'échauffement n'est pas à négliger. Des exercices simples dits en gym de « herbert » peuvent être pratiqués comme par exemple la corde à sauter sur terrain mou ou parcours vitae, etc...

Régulation - Profil 8 : Tous les sports

Lorsque l'on souffre de *problème digestif*, il n'est pas toujours évident de pratiquer un sport. Pourtant il est possible de pratiquer tous les sports à partir du moment où la pratique a lieu en dehors des temps de digestion. Manger avant l'effort physique du poisson cuit, du riz, des oeufs, fromage de brebis ou de chèvre. En effet, l'activité sportive, lors de la période de digestion, *accentue l'hyperacidité gastrique*. Le footing, de par les vibrations qu'il engendre, est néanmoins à proscrire. Nos conseils pour la bonne pratique d'un sport sont donc de *manger léger*, d'économiser les muscles lisses de l'appareil digestif par rapport à l'exercice physique et une bonne hygiène de vie évidemment.

Diététique et pratique du sport

Les *troubles digestifs* sont le vrai handicap lors d'un entraînement. L'effet physique induit une vasoconstriction des artères du système digestif. Les paramètres pouvant aggraver les effets de cette ischémie[43] sont individuels : mauvaise mastication, mauvais aliments au moment de l'entraînement ou environnementaux et avec l'âge les effets négatifs sont amplifiés.

Il est conseillé de se tenir à la prescription donnée par le schéma :

[43] Wikipedia Vo ischémie : *Une ischémie /iskemi/ est la diminution de l'apport sanguin artériel à un organe. Cette diminution entraîne essentiellement une baisse de l'oxygénation des tissus de l'organe en dessous de ses besoins et la perturbation, voire l'arrêt, de sa fonction.*

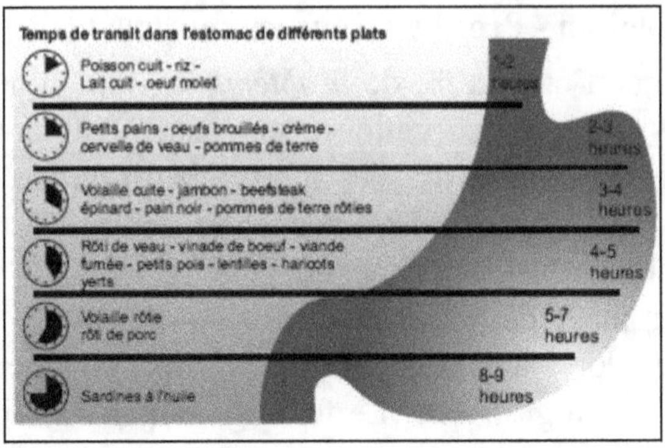

Une hygiène de vie est aussi une « hygiène » spirituelle.

Le mental est essentiel dans le maintien ou la restauration de l'équilibre énergétique et de la santé. L'être humain est un tout : Il ne faut pas ignorer le psychisme.

CHAPITRE 12

L'importance du psychisme.
L'apport de la psychothérapie :
les chocs nerveux et les mesures

Questionnement sur la spiritualité : l'apport de la foi, de la méditation dans la restauration de l'organisme : la paix avec soi-même (travail personnel)

SECTION 1. L'IMPORTANCE DU PSYCHISME DANS LES MESURES : LES CHOCS ANCIENS

L'organisme est ainsi un *tout* et les faiblesses peuvent avoir des origines passées. Les mesures révèlent ces *chocs nerveux*, ce qui permet de trouver le remède lequel n'aura rien à voir avec l'organe ou la fonction déficiente.

Monsieur SCHLIENGER recherche toujours l'existence de chocs qui peuvent être la source du déséquilibre. Telles sont ses observations :

Lors des mesures EAV du système nerveux, *il est possible de déterminer la date approximative des chocs nerveux.*

Après un *court dialogue*, je note ce qui s'est passé et à la fin de la mesure je leur demande en cas de thérapie pour maladies lourdes, ou auto-immunes ou allergiques de se remettre éventuellement en cause pour *positiver.*

Les principes de mesure d'acupuncture du système nerveux

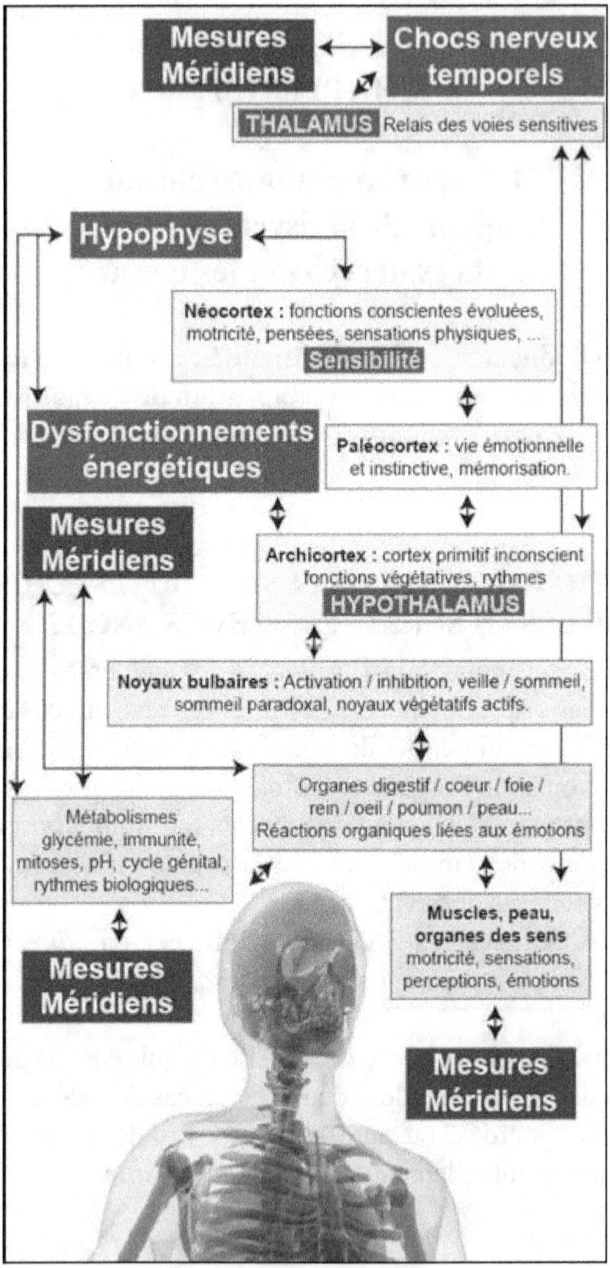

Il y a deux approches :

- Maladies auto-immunes où une inconnue subsiste qu'il faut casser : pourquoi cet organe est visé ? Très souvent *c'est la rate*
- *Allergies* : c'est souvent le mauvais fonctionnement du foie. Le foie est démuni de tout système nerveux et pourtant 17 ou 18 méridiens peuvent être mesurés (l'énergie existe). Stimuler ces méridiens ne rapportera rien à long terme. Par contre *la pensée positive*, ***tout en traitant le foie,*** peut influencer la rapidité de la thérapie.

Si vous connaissez exactement vos faiblesses, l'approche psychothérapeutique (kinesthésique) est un moyen efficace pour prendre des décisions. Le cortex supérieur, par la kinesthésie, qui passe directement sur l'hypothalamus, peut enrayer ou amoindrir un choc provoqué par des faiblesses.

SECTION 2. QUESTIONNEMENT SUR LA SPIRITUALITÉ : L'APPORT DE LA FOI, DE LA MÉDITATION DANS LA RESTAURATION DE L'ORGANISME : LA PAIX AVEC SOI-MÊME (TRAVAIL PERSONNEL)

La spiritualité dans le traitement de la faiblesse joue un rôle très important.

Il n'est pas facile *d'entrer en thérapie* surtout à l'annonce d'une maladie grave. Il vous est demandé de vous soumettre à des examens, de prendre des produits difficiles à supporter, des séances de soins éprouvants pour l'organisme, entrainant des effets secondaires pénibles (fatigue, douleur, perte de cheveux, perte de vitalité...)

Si vous *ne croyez pas à la guérison*, à la *force vitale* qui est en vous, à la bienfaisance de votre entourage familiale notamment, il vous sera difficile sinon impossible de combattre et de gagner sur vos faiblesses.

Monsieur SCHLIENGER rappelle les épreuves qu'il a subies :

Ayant eu de très gros problèmes d'une myopathie cardiaque donc une maladie organique (due également à des chocs nerveux), j'ai considéré deux approches thérapeutiques :

- La faiblesse à combattre jusqu'à la guérison
- Le moyen d'y arriver.

Tout un cheminement est à suivre : *prise de conscience* (rancœurs, chocs, mémoires d'enfance) en se fixant en même temps sur ***l'intention par rapport à une énergie positive***. Il est souvent difficile de *pardonner* mais il est important de *surmonter les faits et les chocs négatifs qui ont été des traumatismes subis par l'organisme.*

Pour n'importe quelle action d'entreprise et pour simplifier et accélérer le processus d'apprentissage, il est possible de se baser sur une méthode systémique telle que :

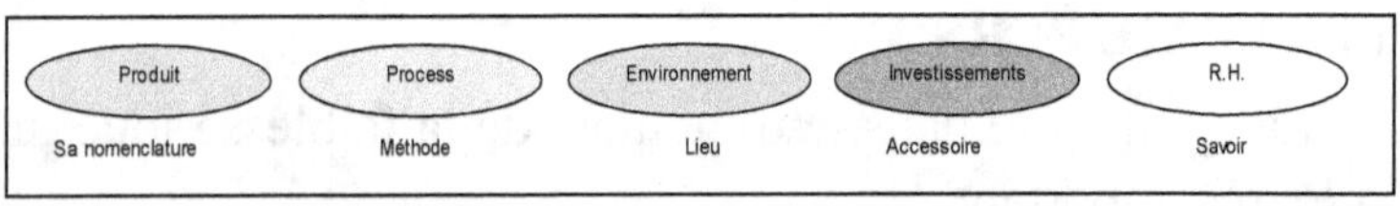

Cette méthode peut s'appliquer dans les tous les domaines et même dans la formation des personnes et choix de la thérapie.

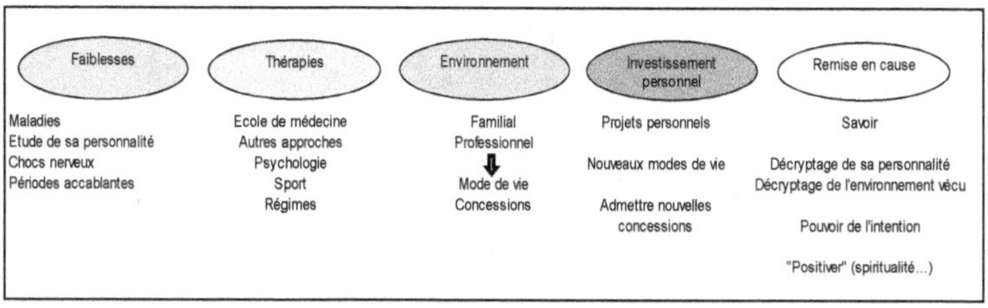

Le type de faiblesses (maladie) est important. Cette démarche ne peut concerner que des faiblesses pour lesquelles il n'y a pas de solution probante.

La volonté de vivre : un travail sur soi-même

Cet aspect est personnel. Mais il faut bien comprendre que la volonté de vivre, le « souffle de vie » est essentiel pour la restauration de son équilibre vitale et de sa santé.

D'abord par un travail de *nettoyage mental »* permettant d'enlever le négatif qui est en soi, pardonner (donner), aller de l'avant, enlever la colère et être en paix avec soi-même par la médiation ou l'aide d'un psychothérapeute ou d'une religion.

L'organisme est un ensemble complexe comme il l'a été expliqué, une circulation d'énergie, un ensemble de cellules, de chimie donnant et régulant la vie de tout être humain.

Dans cette circulation pas seulement organique, il y a un esprit, une âme pour les uns, qui conduit et aspire à une harmonie, celle que la médecine Traditionnelle Chinoise considère comme un équilibre énergétique entre le Yin et le Yan.

Si les mesures peuvent trouver la cause, encore faut-il vouloir faire le travail psychologique.

CONCLUSION

Les apports de l'électro-acupuncture

Ce livre est un hommage aux travaux du Docteur VOLL, médecin allemand, acupuncteur qui au milieu de l'Allemagne en guerre, a cherché à poursuivre son activité malgré la pénurie et qui, par son esprit d'observation a trouvé et a mis au point avec l'aide d'ingénieurs, une machine et une échelle de mesures permettant de contrôler l'énergie vitale de l'organisme.

Et qui a ouvert la voie à une autre approche de diagnostic et de thérapie par l'expérimentation immédiate des effets des produits testés sur la personne.

Angelo SCHLIENGER a poursuivi et est allé au-delà des expérimentations du Docteur VOLL et a pu trouver des thérapies nouvelles et naturelles. Il poursuit ses recherches.

Des portes ont été ouvertes. L'accès à l'énergie vitale par les points d'acupuncture est un moyen de contrôle et un signal d'alerte. Il faut savoir l'interroger.

Ne la négligeons pas.

Santé et Médecine

aux éditions L'Harmattan

Dernières parutions

MALADIES AUTO-IMMUNES
Quand notre système de défense nous trahit
Tron François
Le système immunitaire nous protège contre les virus, les bactéries et les parasites. Il peut parfois tourner ses armes contre l'organisme qu'il est censé défendre et y induire des lésions. Les maladies qui en résultent sont dites auto-immunes. Elles sont fréquentes et ensemble constituent la troisième cause de morbidité derrière les maladies cardiovasculaires et cancéreuses. Ce livre parcourt aussi les voies que la recherche emprunte pour corriger les désordres cellulaires et moléculaires observés au cours de chaque maladie auto-immune.
(Coll. Acteurs de la Science, 22.50 euros, 212 p.)
ISBN : 978-2-343-07769-7, ISBN EBOOK : 978-2-336-39806-8

LE DROIT DE LA GÉNÉTIQUE
À la recherche d'une branche du droit
Bricker Guillaume - Préface de Gérald Teboul
En matière de génie génétique, les questions éthiques et polémiques se multiplient à mesure que la technique évolue et embrasse de nombreux sujets : reproduction, OGM, tests génétiques, clonage… Le droit est-il suffisamment en avance pour y répondre ? Cet ouvrage permet de mieux connaître les règles et en assure la promotion, tout en mettant en garde contre les glissements éthiques. Il offre un panorama complet du cadre juridique applicable à la génétique. L'ensemble des textes permet de mieux comprendre les enjeux et quelquefois les limites de la législation.
(Coll. Le Droit aujourd'hui, 65.00 euros, 852 p.)
ISBN : 978-2-343-06705-6, ISBN EBOOK : 978-2-336-39860-0

BIOÉTHIQUE ET TRANSDISCIPLINARITÉ
Brelet Claudine, Patrick Curmi, Fatima Zhora Elkebir, Salwa Hamrouni, Mourad Merdaci - Préface de Christian Byk
Réflexion transdisciplinaire sur les rapports entre les sciences de l'homme et son environnement, cet ouvrage défend une bioéthique ouverte à la société civile. Il reflète les défis moraux auxquels sont maintenant confrontées les biotechnologies, depuis les OGM jusqu'à la PMA. Les chercheurs rappellent que la révolution biotechnologique peut et doit contribuer à améliorer la qualité de la vie, présente

et future. La bioéthique questionne finalement la nature même de l'être humain et offre la perspective d'un nouvel avenir.
(Coll. Cultures et Médecines, 17.00 euros, 154 p.)
ISBN : 978-2-343-07225-8, ISBN EBOOK : 978-2-336-39901-0

TRANSGRESSIONS DES FRONTIÈRES DU CORPS
La chirurgie esthétique
Mitz Vladimir
Les frontières de la chirurgie esthétique délimitent, avec difficulté, une spécialité chirurgicale qui est expansive. Cette chirurgie transgressive dérange les concepts philosophiques du «accepte-toi tel que tu es», elle bénéficie d'innovations tumultueuses telles les homogreffes du visage ou des membres, elle est constamment soumise à l'œil éveillé des médias. Cet ouvrage se propose d'en exposer les facettes en explorant ses mythes, ses bases conscientes et inconscientes et ses limites.
(Coll. Eidos série Retina, 16.50 euros, 156 p.)
ISBN : 978-2-343-07729-1, ISBN EBOOK : 978-2-336-39759-7

VERS LA CÉCITÉ
Un étrange parcours – Récit
Abbadie-Douce Paulette
Dans son précédent ouvrage « Voyage vers la cécité », l'auteur se penchait sur le choc éprouvé à l'annonce du verdict de cette maladie des yeux qui l'affecte : la « DMLA ». Dans ce nouvel ouvrage, elle nous dévoile d'étranges phénomènes qui l'assaillent et la troublent. À la suite de recherches, elle découvre avec stupéfaction que ces phénomènes sont une conséquence prévisible de la maladie des yeux qui l'affecte. Alors pourquoi ce silence autour de ces phénomènes reconnus par les spécialistes ?
(8.00 euros, 50 p.)
ISBN : 978-2-343-07608-9, ISBN EBOOK : 978-2-336-39792-4

MÉDECINE À TRAVERS LES SIÈCLES
Entre rencontres et découverte
Sous la direction de Xavier Riaud
Si la médecine et ses acteurs ont contribué incontestablement au bien-être de l'humanité, les dérives de quelques-uns ou les zones d'ombre amènent inévitablement à une discussion à propos de l'éthique qui doit la régir. Forts de ce postulat, les auteurs de cette collection ont souhaité décrire les avancées et les évolutions des sciences médicales.
(Coll. Médecine à travers les siècles, 19.00 euros, 182 p., Illustré en couleur)
ISBN : 978-2-343-07425-2, ISBN EBOOK : 978-2-336-39465-7

LA DÉPRESSION
Une pathologie à visage multiple
Lamessi Alain - Préfaces du docteur Thierry Malassiné
et du professeur Michel Dieudonné Vohito
Le présent ouvrage tente de présenter les multiples visages de la dépression. Pour cela, Alain Lamessi retrace la longue histoire de cette maladie qui n'a cessé de

se métamorphoser au fil des ans, avant de questionner la problématique de la classification. Passant ensuite en revue les facteurs, corrélats et autres théories, il lève un bout de voile sur la complexité de ce trouble de l'humeur, tout en faisant un détour dans ses spécificités africaines.
(26.50 euros, 270 p.)
ISBN : 978-2-343-06235-8, ISBN EBOOK : 978-2-336-39178-6

SCIENCE ET HUILES ESSENTIELLES
Baumann Alexandre
Les huiles essentielles sont fortes là où les médicaments sont faibles : maux de dos, maladies cardiovasculaires, infections chroniques, anxiété « ordinaire »... Cela est étayé par de nombreuses études scientifiques. Pourtant elles continuent à être vues comme de simples substances agréablement odorantes. Ce livre combat cette injustice en détaillant une centaine d'études scientifiques démontrant de réels effets thérapeutiques.
(17.50 euros, 172 p.)
ISBN : 978-2-343-07469-6, ISBN EBOOK : 978-2-336-39322-3

LA MALTRAITANCE DES PERSONNES ÂGÉES
L'envers du décor
Sauveur Yannick - Postface de Pascal Lardellier
Ce livre interroge les causes de la maltraitance des personnes âgées. L'auteur cible les responsabilités de l'État et la faiblesse des moyens mis au service des personnes âgées. Il offre ainsi une réflexion sur le jeunisme, l'âgisme et la société marchande. Fort de son expérience du milieu médicosocial, l'auteur apporte un éclairage original sur l'envers du décor, les personnels maltraités. De nombreux témoignages illustrent son propos.
(Coll. Des Hauts et Débats, 19.00 euros, 186 p.)
ISBN : 978-2-343-07283-8, ISBN EBOOK : 978-2-336-39357-5

ACCOMPAGNER LA VIE JUSQUE-LÀ
Feroumont Bernadette - Préface de Gabriel Ringlet
Ouvrir ce livre, c'est plonger dans l'univers de l'accompagnement de la fin de vie et comprendre combien des attitudes simples et spontanées peuvent compter pour le patient, l'entourage ou l'équipe soignante. Les récits parlent de tendresse et de moments heureux, mais aussi de tristesses, de colères, d'injustices. Ouvrir ce livre, c'est aussi découvrir que le temps nous rappelle l'urgence de savourer la vie : il nous invite à porter sur nos rencontres et nos gestes un regard intérieur qui leur donnera du sens.
(Coll. Encres de vie, 16.50 euros, 162 p.)
ISBN : 978-2-336-30839-5, ISBN EBOOK : 978-2-336-39254-7

LES ÎLES DÉSERTES
Avela Guilloux, Rébecca Stella
Léa a 9 ans. Un jour, elle découvre qu'elle est diabétique. À partir de ce moment-là, sa vie change, devient compliquée. Elle doit faire face à sa colère, ses propres peurs, à un traitement difficile, à des contraintes auxquelles elle ne s'attendait pas, aux réflexions pas toujours délicates de son entourage. Léa va devoir apprendre

à vivre avec ce diabète, cette « sale bête » qui l'accompagne désormais. Dans son imaginaire d'enfant, Léa devient Super Léa, une super-héroïne du quotidien, une dompteuse... La « sale bête » n'a qu'à bien se tenir ! «Écrite par deux mères d'enfants qui souffrent de ce mal, la pièce a des accents de vérité d'autant plus convaincants que le rôle de la fillette est endossé par Rébecca Stella, l'une des mamans qui est de surcroît une comédienne d'une subtile envergure.» (Pariscope). «Un joli spectacle.» (www.froggydelight.com)
(15.00 euros) ISBN : 978-2-336-2-97408

SE LIBÉRER D'UNE ADDICTION SANS DROGUE
Baclofène et boulimie : une expérience
Goffart Claude
Ce livre retrace l'itinéraire d'une «toxico de la bouffe», aidée dans son combat par l'usage du baclofène, molécule ancienne redécouverte par un professeur alcoolique. Elle s'avère efficace pour supprimer l'envie irrésistible qui mène à la bouteille mais semble aussi apte à aider les boulimiques. Décrit dans ces pages, ce traitement demande surtout de la ténacité et un travail sur soi attentif mené avec un thérapeute et en lien avec une association dédiée aux utilisateurs de ce traitement.
(20.50 euros, 198 p.)
ISBN : 978-2-343-06233-4, ISBN EBOOK : 978-2-336-38817-5

AUTISME
Le sacrifice invisible
Trajectoires des familles et regards croisés des professionnels
Jean-Bart Christiane
Malgré des évolutions positives dans l'accompagnement des enfants autistes, l'auteure sort de l'institution et va à la rencontre des familles. Retracer leurs trajectoires lui semble indispensable à la compréhension de l'environnement de l'enfant autiste. Il s'agit d'avoir une vision globale de l'enfant autiste, de prendre en compte tout ce qui influe sur lui dans des cadres comme l'institution qui le prend en charge, sa famille, l'école, son voisinage...
(Coll. Réseau Tessitures, 25.00 euros, 256 p.)
ISBN : 978-2-343-06565-6, ISBN EBOOK : 978-2-336-38662-1

FRAGMENTS POUR UNE HISTOIRE DE LA GÉRONTOLOGIE (Volume 1)
OAREIL
Ce livre raconte avec force anecdotes la naissance de l'action gérontologique : les errements, les oppositions et les luttes des acteurs qui ont ouvert cette voie nouvelle. Ce tome rassemble les entretiens individuels de ces femmes et hommes, pionniers chacun dans leur domaine. Ils narrent leurs parcours, leurs rencontres, la manière dont ils s'y sont pris pour construire pas à pas des actions, des services, des organisations sur des terrains en friche.
(Coll. La gérontologie en actes, 23.50 euros, 220 p.)
ISBN : 978-2-343-06908-1, ISBN EBOOK : 978-2-336-38920-2

L'HARMATTAN ITALIA
Via Degli Artisti 15; 10124 Torino
harmattan.italia@gmail.com

L'HARMATTAN HONGRIE
Könyvesbolt ; Kossuth L. u. 14-16
1053 Budapest

L'HARMATTAN KINSHASA
185, avenue Nyangwe
Commune de Lingwala
Kinshasa, R.D. Congo
(00243) 998697603 ou (00243) 999229662

L'HARMATTAN CONGO
67, av. E. P. Lumumba
Bât. – Congo Pharmacie (Bib. Nat.)
BP2874 Brazzaville
harmattan.congo@yahoo.fr

L'HARMATTAN GUINÉE
Almamya Rue KA 028, en face
du restaurant Le Cèdre
OKB agency BP 3470 Conakry
(00224) 657 20 85 08 / 664 28 91 96
harmattanguinee@yahoo.fr

L'HARMATTAN MALI
Rue 73, Porte 536, Niamakoro,
Cité Unicef, Bamako
Tél. 00 (223) 20205724 / +(223) 76378082
poudiougopaul@yahoo.fr
pp.harmattan@gmail.com

L'HARMATTAN CAMEROUN
BP 11486
Face à la SNI, immeuble Don Bosco
Yaoundé
(00237) 99 76 61 66
harmattancam@yahoo.fr

L'HARMATTAN CÔTE D'IVOIRE
Résidence Karl / cité des arts
Abidjan-Cocody 03 BP 1588 Abidjan 03
(00225) 05 77 87 31
etien_nda@yahoo.fr

L'HARMATTAN BURKINA
Penou Achille Some
Ouagadougou
(+226) 70 26 88 27

L'HARMATTAN SÉNÉGAL
10 VDN en face Mermoz, après le pont de Fann
BP 45034 Dakar Fann
33 825 98 58 / 33 860 9858
senharmattan@gmail.com / senlibraire@gmail.com
www.harmattansenegal.com

L'HARMATTAN BÉNIN
ISOR-BENIN
01 BP 359 COTONOU-RP
Quartier Gbèdjromèdé,
Rue Agbélenco, Lot 1247 I
Tél : 00 229 21 32 53 79
christian_dablaka123@yahoo.fr

Achevé d'imprimer par Corlet Numérique - 14110 Condé-sur-Noireau
N° d'Imprimeur : 127777 - Dépôt légal : avril 2016 - *Imprimé en France*

www.ingramcontent.com/pod-product-compliance
Lightning Source LLC
LaVergne TN
LVHW010935061026
849535LV00007B/2417
* 9 7 8 2 3 4 3 0 8 0 6 6 6 *